Des nuits
sans insomnie

Dr François Marchand
Françoise du Sorbier

Des nuits sans insomnie

Pour en finir avec les troubles du sommeil

Préface du Pr Daniel Widlöcher

Albin Michel

Préface

Un quart de nos concitoyens, nous dit-on, se plaignent de troubles du sommeil. Certes, ce ne sont les signes d'une maladie ni mortelle, ni même vraiment invalidante. À une époque où il nous faut chiffrer le moindre facteur de risque, grâce au génie de la statistique, et avancer ainsi d'un pas sûr dans la prévention absolue des maladies, le trouble du sommeil, bien qu'inscrit dans le tableau des troubles mentaux, fait piètre figure. Le sommeil n'entre guère dans le champ des fléaux qui nous menacent. Et pourtant, combien de consultations auprès des praticiens ont pour mobile principal un tel trouble et combien rares sont celles où la prescription d'un somnifère n'est pas demandée en complément de l'ordonnance médicale !

Le trouble du sommeil est rarement une maladie à part entière ou un symptôme directement lié à une pathologie spécifique. L'ouvrage de François Marchand et Françoise du Sorbier nous décrit avec soin ces maladies du sommeil. Les auteurs nous rappellent l'importance des apnées du sommeil et les soins particuliers qu'elles nécessitent. Il y a aussi les troubles du sommeil d'origine psychiatrique (en particulier dans les états dépressifs et maniaques) et, bien entendu, la pathologie de la douleur physique, quelle qu'en soit l'origine. Pensons ici, par leur fréquence, aux douleurs ostéo-articulaires et à la pathologie digestive fonctionnelle.

Mais l'insomnie est avant tout un inconfort (sérieux), une gêne par elle-même et par la fatigue qu'elle crée. Ne pas pouvoir s'endormir ou se rendormir est pénible parce que la rumination des idées « noires », des soucis de la veille, occupe l'esprit, sans que le sujet puisse s'en dégager. Il ne peut ni trouver une solution ni mettre en acte les pensées qui l'assaillent. Sans omettre la gêne que l'insomnie crée dans la vie de couple.

Un des intérêts majeurs de ce livre est de nous faire réfléchir avec insistance sur une idée qui ne nous occupe guère dans la vie courante : le pourquoi du sommeil. On notera d'ailleurs que le sommeil tel que nous le connaissons est un privilège de quelques espèces animales seulement. Dormir durant un temps assez long suppose que l'individu soit à l'abri de tout prédateur. La plupart des animaux ne dorment « que d'un œil » et sont toujours vigilants pour se défendre ou pour fuir. Le sommeil se réduit alors à quelques instants qui reviennent fréquemment au cours de la vie diurne ; il est ainsi tissé dans l'éveil.

Quand et comment l'homme a-t-il pu, lui, se livrer au sommeil, se laisser tomber dans l'immobilité physique et psychique (l'oubli dans les bras de Morphée) ? Une part importante de la vie humaine est ainsi consacrée à ce retrait apparent de la vie. Jadis, on pensait surtout au fait que le sommeil nous ouvrait les portes du songe. Aujourd'hui, malgré la psychanalyse, on se préoccupe surtout de la valeur hygiénique du rêve, cet état de restauration des forces qui nous permettent de reprendre les gestes de la vie.

Mais le sommeil n'est pas seulement ce qui rythme notre vie sociale. Nous apprenons que toute notre vie physiologique (la sécrétion des hormones en particulier) est également rythmée par l'alternance veille-sommeil. Donc il nous faut veiller à la manière dont nous gérons cette alternance. Il faut savoir soigner son sommeil, même si l'insomnie n'est pas une maladie. En matière de prévention et de soin à apporter au sommeil, le lecteur de ce livre trouvera ici une ample information. Prendre soin de notre sommeil, c'est veiller au tiers du temps de notre vie.

Il faut savoir tolérer une certaine « dose » d'insomnie. Une partie de l'inconfort de ne pas dormir tient à ce moment particulier où, dans le lit et l'obscurité, notre pensée se laisse entraîner vers des ruminations. Avoir peur de ne pas dormir est à la fois un mobile de médicalisation du phénomène et de son aggravation. Comme toute disposition phobique, l'angoisse de ne pas dormir renforce le symptôme. Il faut savoir supporter l'insomnie, ce qui suppose quelques mesures que chacun peut prendre pour lui-même et que ce livre ne manque pas d'indiquer. Il peut s'agir de moyens corporels pour éviter l'agitation et la contracture, du type relaxation, et de moyens « psychologiques » (compter les moutons, disait-on jadis), comme une focalisation sur un thème agréable ou une autosuggestion de sommeil (penser à sa fatigue et à son besoin de dormir, par exemple). Je voudrais insister aussi sur l'importance d'aimer le sommeil, le moment où l'on s'endort ou se rendort. Se laisser plonger dans le flux des images, laisser flotter les souvenirs ou les projets comme des images de rêve, d'un rêve qui n'est pas encore là. Le phobique de l'insomnie est un phobique du sommeil. Il ne sait pas prendre du plaisir à ce moment d'étrange passivité qui nous permet de nous endormir. À titre préventif, il faut insister sur la lutte contre le stress que crée le mode de vie urbain contemporain (accumulation d'informations, extrême compétitivité, surmenage, abus de café, etc.). On peut d'ailleurs se demander avec nos auteurs si l'insomnie n'est pas une expression spécifique de la vie moderne : les sources multiples de stimulation, l'absence d'activité physique et, peut-être, le fait que notre vie n'est plus dépendante du cycle de la lumière. Nos amis scandinaves connaissent depuis longtemps l'insomnie des mois d'été, quand la longueur du jour les maintient en éveil. Du temps de la bougie, nos ancêtres étaient sans doute plus respectueux du cycle nycthéméral. Lumière et son sont là pour nous tenir en éveil et nous faire négliger les contraintes du cycle veille-sommeil.

Le livre nous apporte d'ailleurs quelques vues pratiques sur les dérèglements propres aux voyages et au travail à horaires variables. Les guerres modernes, hélas, mais aussi les transports nocturnes et le travail de nuit ont familiarisé les médecins à la dette de sommeil. Sans céder au tout écologique, on peut se demander si l'insomnie n'est pas la rançon de la vie moderne.

Demeure le rêve. Jadis, entrer dans le sommeil, c'était entrer dans le monde du rêve. Aujourd'hui, celui ou celle qui se plaint de son sommeil ne se soucie guère de ses rêves. Et, pourtant, nous savons qu'une des graves conséquences de la privation du sommeil tient à la suppression du temps du rêve. Nos auteurs n'ont pas voulu s'engager dans ce domaine, distinct de celui du sommeil. Ils nous montrent seulement pourquoi il en est proche tout en étant distinct. Curieusement, ce sont souvent les bons dormeurs qui se préoccupent de leurs rêves, en particulier quand ceux-ci les angoissent. En effet, comme on le voit bien dans le livre, un bon rythme de sommeil, avec ses éveils réguliers et courts, facilite la remémoration des rêves et il est parfois difficile d'expliquer à la rêveuse ou au rêveur qu'il vaut mieux agiter dans le rêve des traces de mémoire pénibles et inquiétantes plutôt que de les ruminer dans l'insomnie. Certes, le rêve n'est pas que le protecteur du sommeil, mais on ne peut pas nier qu'il participe à cette fonction. Les auteurs considèrent d'ailleurs les autres propriétés que l'on attribue au rêve, en particulier dans le domaine de la mémoire, qu'il s'agisse de consolider certaines acquisitions de la vie diurne ou de réparer les effets traumatiques de certains événements.

Nombre de questions variées sont ainsi soulevées, auquel l'ouvrage de François Marchand et Françoise du Sorbier répond à la lumière de nos connaissances scientifiques actuelles. L'un des grands mérites de ce livre est de nous faire sentir tout le sérieux avec lequel il nous faut prendre en considération le sommeil ; pour cela, il faut faire le point sur ce que l'on sait et aussi sur les limites de ce savoir. Ajoutons le style toujours vif, les références littéraires, tantôt amusantes comme les aventures de monsieur Pickwick et de son valet, tantôt plus douloureuses ou tragiques comme les confidences de Marcel Proust et de Virginia Woolf. La clinique médicale s'enrichit ici de la littérature, donnant à notre lecture une agréable facilité à nous mouvoir dans un domaine qui occupe le tiers de notre temps.

Pr Daniel Widlöcher

Introduction

« Docteur, je dors mal... » Voilà l'une des plaintes que l'on entend le plus souvent dans le cabinet du médecin. Et il faut d'emblée l'interpréter, car, comme beaucoup de plaintes, celle-ci est plus ou moins décalée par rapport à la souffrance réelle. Mal dormir ne serait rien si l'on était en pleine forme dans la journée. Mais qui dit mauvais sommeil dit mauvais éveil et « je dors mal » signifie en fait « je suis mal dans la journée ». Fatigue, somnolence, mauvaises performances physiques ou intellectuelles engendrent à leur tour une angoisse, celle de ne pas être à la hauteur des tâches à accomplir, et une hantise, celle de ne pas dormir la nuit suivante.

« Docteur, je dors mal... » Une phrase anodine qui recouvre des pathologies très diverses. Traducteur dès le premier instant, le médecin devra se transformer en détective pour traquer les causes de ce mauvais sommeil. De la simple inobservance des règles d'hygiène de vie élémentaires aux troubles anxieux, de la dépression au cauchemar post-traumatique, l'éventail des diagnostics possibles est large. Ils peuvent relever du simple bon sens, mais aussi de spécialités aussi différentes que la psychiatrie, la neurologie, la pneumologie, l'endocrinologie entre autres.

En tout état de cause, quelles que soient les origines de l'insomnie – au sens le plus large du terme –, elle constitue un symptôme toujours significatif. Car le sommeil est un révélateur d'autant plus puissant qu'il échappe à la volonté. Les activités qui s'y déroulent, comme le rêve, en font un lieu d'expression privilégié.

« Docteur, je dors mal... » Malgré son apparente clarté, l'énoncé recouvre une multiplicité de sens possibles et peut donner lieu à des assimilations abusives dont la première est l'équation avec l'insomnie. Pauvre insomnie ! Un mot-valise utilisé de façon approximative, banalisé, galvaudé. Un mot dont le champ sémantique a tendance à s'étaler sournoisement vers des territoires qui ne sont pas les siens, parfois même avec l'aval des dictionnaires. « Privation de sommeil », lit-on dans le *Littré* à la rubrique « Insomnie ». Et le *Petit Larousse*, plus prolixe, précise : « Impossibilité ou difficulté à s'endormir ou à dormir suffisamment. » Sans doute ne s'agit-il pas là d'ouvrages médicaux ou spécialisés, mais à voir le flou des définitions, on comprend mieux que la notion d'insomnie est un véritable fourre-tout, et que cette imprécision ne facilite guère la communication entre patient et médecin. Si ce qui se conçoit bien s'énonce clairement, ce qui s'énonce dans la confusion aura quelque mal à être élucidé. Cela ne va pas sans conséquences fâcheuses lorsqu'il s'agit d'un trouble à diagnostiquer et à soigner. Alors qu'au sens le plus strict le mot insomnie signifie absence totale de sommeil, il en est venu dans la langue commune à désigner par extension un sommeil insuffisant ou de mauvaise qualité. Ce mauvais sommeil est en général associé à une fatigue qui peut renvoyer aux troubles les plus divers. À l'insomnie, certes, mais aussi à l'hypersomnie, à la narcolepsie, aux apnées du sommeil, à diverses parasomnies et à des pathologies que l'on regroupe sous le terme générique de troubles du sommeil.

Sur 60 millions de Français, environ 15 millions disent mal dormir. Or un mauvais sommeil n'est pas nécessairement une maladie, mais un symptôme, au même titre qu'une démangeaison, des nausées, des maux de tête. Et comme ces autres symptômes, il constitue l'un des éléments permettant de poser un diagnostic. Le patient mécontent de son sommeil demande aussi souvent une prescription. La phrase : « Docteur, je dors mal... » précède souvent celle-ci : « Docteur, faites-moi dormir... », ce qui, en clair, signifie que sa gêne doit relever d'un traitement médicamenteux et que la prise d'un comprimé fera disparaître le problème. Bien sûr, pour quiconque traverse une période perturbée à la suite d'un deuil, d'un examen, de difficultés professionnelles ou de détresses diverses, la prescription d'un hypnotique sera un palliatif afin de passer un cap difficile, à condition que la durée du traitement soit très limitée. Mais si le mauvais sommeil est provoqué par une prise de caféine excessive dans la journée, des troubles psychiques ou un décalage de rythme, l'hypnotique ne servira à rien, qu'à masquer le symptôme, voire parfois à l'aggraver.

« Docteur, je dors mal... » Derrière la plainte exprimée s'en profile souvent une autre, non dite, qui est : « Docteur, je vis mal... » Or cette perturbation n'est pas nécessairement liée au sommeil lui-même. Qu'est-ce qui pousse à prendre trop de café, trop d'alcool, qu'est-ce qui angoisse, qui fait souffrir dans la chair ou l'esprit ? Quels mécanismes maintiennent la vigilance, reculant ou empêchant le bienheureux glissement vers un sommeil réparateur ? À quoi est due la somnolence diurne qui amoindrit les performances ? C'est le plus souvent dans l'éveil que l'on découvre les raisons des troubles du sommeil.

Pour en finir avec les idées reçues sur l'insomnie, peut-être faut-il commencer par s'interroger sur la nature de ce phénomène familier et mal connu qu'est le sommeil. Comme monsieur Jourdain, qui faisait de la prose sans le savoir, nous dormons, sans savoir au juste ce que nous allons faire dans les bras de Morphée. Quels sont les rapports entre éveil et sommeil, ces deux états qui scandent notre vie ? Comment les situer dans le contexte plus large des rythmes biologiques qui nous gouvernent ? Comment concilions-nous les impératifs de nos horloges biologiques et ceux des horloges sociales ? Et quels sont-ils, tous ces dérèglements qui affectent notre sommeil et empoisonnent notre éveil ?

« Docteur, je dors mal, que faire ? »

D'abord comprendre.

1.

Le sommeil normal

« On ne peut bien décrire la vie des hommes si on ne la fait baigner dans le sommeil où elle plonge et qui, nuit après nuit, la contourne comme une presqu'île est cernée par la mer. »

Marcel Proust, *Le côté de Guermantes*

Pourquoi dort-on ? Soyons clairs d'emblée : on n'en sait rien. Ce que l'on sait en revanche, c'est qu'on ne peut vivre sans dormir. Les expériences de privation de sommeil montrent que, au bout de quelques jours, les sujets présentent des troubles psychiatriques ; et si elles se prolongent, elles entraînent la mort. Les rats privés de sommeil présentent des troubles de la régulation thermique, un amaigrissement, une sensibilité accrue aux infections et finissent par mourir.

Les bienfaits du sommeil

Nous passons un tiers de notre vie à dormir. Beaucoup le regrettent et aimeraient pouvoir consacrer ces heures à autre chose. Un temps mort, le sommeil ? Évidemment non. Il ne s'agit pas d'un simple état passif au cours duquel l'organisme, en pause, attend le jour suivant. Pendant qu'on dort, on vit, autrement mais intensément. Et les effets bénéfiques du sommeil sur l'organisme sont de mieux en mieux cernés. On a toujours constaté que le repos engendré par le sommeil était indispensable à un bon fonctionnement en période d'éveil. En dormant, le corps récupère de l'énergie : la température baisse d'environ 1º C, le cœur bat moins vite et la tension artérielle baisse aussi, sauf dans certaines phases. Les muscles se reposent, car le tonus musculaire diminue pendant le sommeil lent et disparaît en sommeil paradoxal. Ils reçoivent nourriture et oxygène, et l'acide lactique, qui provoque les courbatures, s'élimine. De plus, grâce à la sécrétion nocturne de l'hormone de croissance chez l'enfant et l'adolescent, les tissus se développent. La sagesse populaire ne s'y trompe pas, qui préconise de se coucher de bonne heure pour être en beauté. Déjà, au XVIe siècle, Ambroise Paré soulignait l'effet bénéfique du sommeil pour l'esprit et le corps, dans le parler savoureux de l'époque : « Le dormir [...] outre efface par oubliance les passions et fâcheries de l'esprit, et guérit les lassitudes du corps faites par grand labeur[1]. »

Régénérateur, le sommeil joue aussi un rôle dans les défenses de l'organisme. On sait aujourd'hui que la production de certaines cytokines, hormones du système immunitaire, est favorisée par le sommeil. Elles activent la fabrication des globules blancs et des anticorps. Quand on est malade, on a spontanément envie d'aller se coucher, ce qui est un sain réflexe. Inversement, le manque de sommeil diminuerait nos défenses immunitaires.

Le lien entre sommeil et mémoire est bien connu aujourd'hui, aussi n'est-il pas nécessaire de s'y arrêter longuement ici. On fixe mieux ce qu'on vient d'apprendre lorsqu'on « dort dessus ». Et chacun a fait un jour ou l'autre l'expérience de se réveiller avec la solution d'un problème qui, la veille au soir, lui trottait dans la tête, non résolu. La compréhension de certains faits survient souvent au cours du sommeil. De nombreuses études ont montré, preuves à l'appui, que le sommeil favorisait l'ancrage de connaissances nouvelles dans la mémoire et permettait de consolider les acquis.

Plus récemment, on a découvert que le sommeil avait un rôle de régulateur de l'appétit. « Qui dort dîne », dit la sagesse populaire, encore elle. Le corollaire semblerait être « qui ne dort pas a faim ». En effet, le manque de sommeil agit sur la production d'hormones, notamment la leptine, dont une moindre production engendre une irrépressible envie de glucides, avec les conséquences que cela peut provoquer.

Les cycles de sommeil

À n'en pas douter, à mesure que progresse la recherche, les fonctions du sommeil se préciseront de façon de plus en plus fine. Si l'on s'interroge depuis l'Antiquité sur sa fonction « noble », le songe, les études scientifiques sur le sommeil sont récentes. L'électrophysiologie ne s'est développée que depuis une soixantaine d'années environ et le grand public s'est familiarisé depuis peu avec la notion des différents stades du sommeil.

Une nuit se compose d'un certain nombre de cycles de sommeil d'environ quatre-vingt-dix minutes chacun. Ce nombre varie selon les individus, les petits dormeurs ayant besoin de trois cycles seulement, les gros de sept. En deçà ou au-delà, il y a dysfonctionnement. Cela dit, il ne faut pas oublier qu'en matière de sommeil la durée n'est pas le meilleur marqueur de qualité.

Pendant que l'on dort, le cerveau travaille, comme le montrent les enregistrements des ondes électriques.

Fig. 1. Exemple d'un hypnogramme (représentation temporelle d'une nuit de sommeil) d'un sujet âgé de dix-huit ans, en bonne santé, bon dormeur.

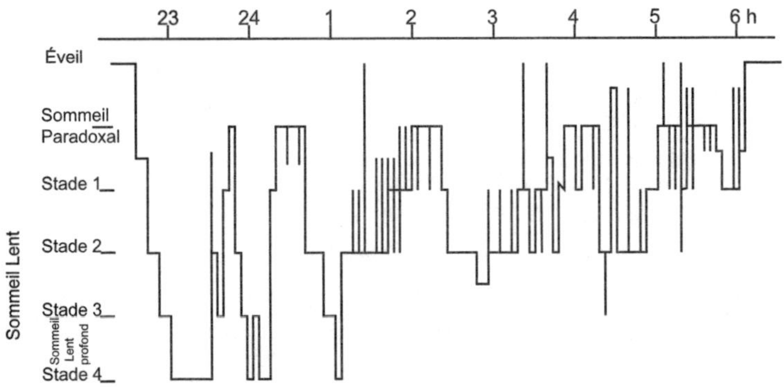

En abscisse sont notés les différents stades du sommeil, de I à IV, en dessous de l'éveil et du sommeil paradoxal (crêtes noires), situé entre l'éveil et le stade I, de façon arbitraire mais conformément à ce qui est décrit ci-dessous.
En ordonnée sont notées les heures de la nuit qui se déroule, de 22 h 30 à 6 h 30.

À l'intérieur de ces cycles, on distingue cinq stades.

Le stade I, celui de l'endormissement, est caractérisé par de petites ondes rapides. C'est le moment où le dormeur décroche du réel. Ce stade dure quelques minutes, un temps susceptible cependant de varier en fonction de chacun.

Le stade II, celui du sommeil léger, marque le véritable début du sommeil proprement dit. Les fonctions végétatives commencent à se ralentir. Le dormeur est calme.

Les deux stades suivants sont ceux du sommeil lent profond, où le tonus musculaire est présent mais ralenti, où le cœur a un rythme calme et régulier, où la température est basse. Ce qui distingue la phase III de la phase IV, c'est le nombre d'ondes très lentes (20 à 50 % en stade III, plus de 50 % en stade IV). Le sommeil lent profond dure normalement quelques dizaines de minutes en début de nuit. La personne réveillée en stade IV est en général dans un état de confusion, avec des capacités cognitives d'autant plus altérées que son réveil a été brutal.

Ensuite apparaît le sommeil paradoxal, après une transition par le stade II. Le sommeil paradoxal se caractérise par une atonie musculaire complète et des mouvements oculaires rapides (MOR), une accélération du rythme cardiaque et une activité corticale intense, proche de celle de l'éveil, traduite à l'encéphalogramme par des ondes peu amples et rapides. Cette phase, qui dure de cinq à quinze minutes, est celle où l'on rêve. Non que cela ne se produise pas pendant les autres phases, mais on a plus de mal à se rappeler les rêves du sommeil lent. Malgré l'atonie musculaire qui caractérise le sommeil paradoxal, des « décharges » musculaires importantes peuvent y survenir à l'occasion. Certains actes agressifs, comme frapper son compagnon – ou sa compagne – de lit, inconsciemment, bien sûr, se produisent parfois à ce moment-là ou, plus rarement, en sommeil lent profond. Les éventuels rêves du sommeil lent profond sont beaucoup moins riches en éléments (items) et en structure que ceux du sommeil paradoxal.

Les différents stades, dans cet ordre, forment un cycle qui, chez l'adulte jeune, dure environ une heure trente. Pendant les cycles, on pourra avoir de micro-éveils, surtout avant le passage en sommeil paradoxal ou à la fin de celui-ci. Les cycles se reproduisent plusieurs fois dans la nuit, mais leur composition se modifie au fil des heures : à mesure qu'ils se succèdent, la durée du sommeil paradoxal augmente au détriment du sommeil lent profond qui, lui, diminue jusqu'à disparaître dans les derniers cycles. En fin de nuit, on n'a plus que des stades I et II et du sommeil paradoxal.

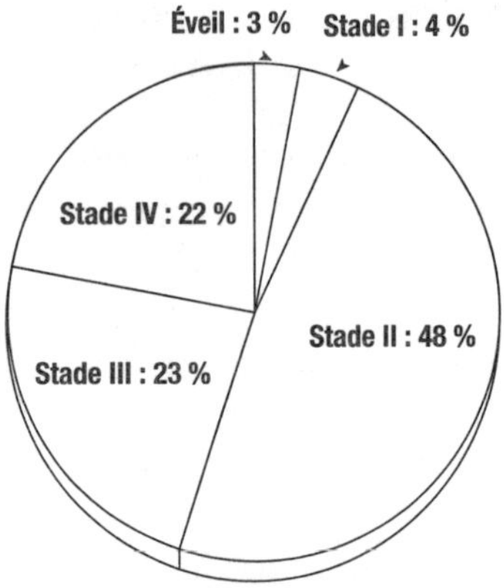

Fig. 2. Valeur des différents stades au cours d'une nuit de sommeil chez le même sujet.

Sur la figure 2, on voit qu'une nuit normale de sept à huit heures se compose d'un quart de sommeil profond (stades III et IV), une moitié de sommeil léger de stades I et II, et d'un quart de sommeil paradoxal. Il y a aussi des éveils corticaux plus ou moins importants. Mais ce n'est pas parce que le cerveau est éveillé qu'il reste une trace de l'épisode dans la mémoire. Ces éveils représentent moins de 5 % de la nuit. Notons au passage que les hypnotiques tendent fréquemment à effacer le souvenir de ces éveils (agnosie de l'éveil), alors qu'ils ne donnent pas toujours du sommeil. Il arrive que le médecin soit appelé par un conjoint affolé qui, après avoir vu son mari – ou sa femme – prendre un hypnotique, l'a trouvé(e) debout en train de tenir des propos plus ou moins cohérents, de vider le réfrigérateur avec appétit, ou de manger des aliments qu'on ne lui ferait jamais avaler en temps ordinaire, sans toutefois en avoir conscience. Le « dormeur » sera le premier surpris lorsqu'on lui racontera ces épisodes. Telle cette insomniaque qui, au milieu d'un sommeil induit par des hypnotiques, se lève pour grignoter des noisettes et du chocolat, qu'elle déteste notoirement, et découvre avec stupéfaction à côté de son lit au réveil le petit tas de coquilles vides et de papier argenté froissé témoignant de ses orgies nocturnes. Au grand scandale de ses amies, elle n'a jamais pris un gramme malgré sa consommation régulière, comme si ces excès ne s'inscrivaient pas plus dans ses mécanismes de stockage que dans sa mémoire.

L'ÉVOLUTION DU SOMMEIL AVEC L'ÂGE

Une étude de l'évolution du sommeil de la naissance à l'âge adulte (ontogenèse) montre que son architecture évolue en fonction de l'âge. Le nouveau-né passe les trois quarts de sa vie à dormir et n'a que trois types de sommeil : un sommeil agité, qui représente la moitié de la nuit, et dont on pense qu'il s'agit du précurseur du sommeil paradoxal ; un sommeil calme, qui deviendra le sommeil à ondes lentes ; enfin un sommeil intermédiaire qui n'a pas encore évolué dans un sens ou dans l'autre. Les cycles de sommeil ont une durée plus courte que chez l'adulte (cinquante minutes environ). L'alternance veille-sommeil est organisée de façon cyclique, le jour comme la nuit, en périodes de quatre heures, rythmées par les repas.

Avec la maturation du système nerveux central, on constate que l'organisation de l'éveil et du sommeil se modifie. De un à six mois, la durée du sommeil nocturne s'allonge progressivement jusqu'à neuf ou dix heures. L'enfant « fait » ses nuits. Une expression qui signe un intense soulagement chez la mère ! Elle va enfin pouvoir couper « son cordon », celui qui la lie au rythme du nourrisson, difficilement compatible avec une activité et des cycles d'adulte.

Le sommeil agité diminue en quantité, le sommeil calme augmente et la durée des cycles s'allonge progressivement. Le sommeil agité, qui représente environ 60 % du sommeil du nouveau-né, n'est plus que de 35 % vers un an. À la fin de la première année, l'organisation circadienne du rythme veille-sommeil se confirme pour aboutir vers un ou deux ans à un sommeil principalement nocturne, avec une ou deux siestes dans la journée. Le sommeil trouve son organisation définitive entre un et cinq ans. L'enfant ne dort plus que dix à douze heures vers cinq ou six ans, et la durée du sommeil diminue jusqu'à huit heures environ à seize ans. Le sommeil paradoxal, qui représente environ 30 % du sommeil à dix ans, se réduit à 20 à 25 % à la puberté.

La durée globale du sommeil peut être variable chez les enfants selon qu'ils sont petits ou gros dormeurs, et chez un même enfant en fonction de sa vie affective, voire aussi relationnelle. Quant aux siestes, elles disparaissent entre quatre et six ans. Cependant, à l'école primaire, on constate que 15 % des enfants sont fatigués et auraient besoin d'en faire une.

Chez l'enfant, le sommeil est stable. On ne constate pas de troubles du rythme et guère de troubles du sommeil ; quant à l'éveil, il est de très bonne qualité. C'est à l'adolescence que les choses se gâtent, dans le domaine du sommeil notamment. À partir du milieu de la puberté, la somnolence diurne augmente notablement, et il n'est pas rare d'observer la réapparition de la sieste chez les adolescents, alors que l'architecture même du sommeil reste stable. Ils ont tendance à « traîner » le soir, sans se résoudre à aller se coucher, à rester au lit le matin sans vouloir se lever. Il n'y a rien là qu'un très classique « retard de phase », c'est-à-dire un décalage des heures de sommeil vers le matin, qui correspond à des phénomènes hormonaux ainsi qu'à une réaction à l'environnement et à l'affirmation de soi. Si la rébellion de l'adolescence se bornait à un retard de phase, la plupart des parents s'estimeraient bienheureux.

C'est à l'adolescence encore qu'on voit apparaître de nombreux troubles du sommeil pour des raisons variées sur lesquelles nous aurons l'occasion de revenir et qui sont essentiellement hormonales et psychologiques.

Chez la personne âgée, la durée et l'architecture du sommeil changent. Le sommeil profond diminue, alors que le sommeil paradoxal est conservé. On constate des éveils plus nombreux au cours de la nuit, et le temps passé au lit augmente, pour des raisons qui semblent liées davantage au manque d'activité, à la souffrance physique qu'au sommeil lui-même. C'est flagrant en maison de retraite, où le rythme de la vie en institution a une incidence sur le sommeil des pensionnaires.

Le continuum éveil-sommeil

Du nourrisson à la personne âgée, quelles que soient les différences dans l'organisation de la journée, on retrouve partout le couple sommeil-éveil. Classiquement, on oppose vigilance et somnolence, état d'éveil et sommeil. Mais, si l'on prend le temps de s'arrêter quelques instants sur ces deux notions, on constate qu'elles sont si intriquées qu'elles ne se définissent que l'une par rapport à l'autre. L'éveil, nous dit le *Petit Larousse*, est « le fait de sortir du sommeil[2] » ; la veille, c'est « l'état de quelqu'un qui est éveillé ; le fait de ne pas dormir aux heures généralement consacrées au sommeil ». Quant au sommeil, c'est « l'état d'une personne dont la vigilance se trouve suspendue de façon immédiatement réversible ». Tout cela a de quoi surprendre un peu, car ces définitions se mordent la queue à force de se renvoyer les unes aux autres ! Avec un peu de mauvais esprit, on pourrait paraphraser le dictionnaire en disant que la veille, c'est du non-sommeil et le sommeil, du non-éveil. Nous voilà bien avancés, et près de chez monsieur de La Palice. Mais cette difficulté de définition est en soi porteuse de sens, car elle renvoie à l'étroite dépendance des deux notions.

En fait, les deux états font partie d'un cycle que nous parcourons pendant vingt-quatre heures. Cycles d'éveil et cycles de sommeil ont la même durée globale d'une heure et demie. Certes, au cours de l'éveil, nous sommes sollicités par de nombreux facteurs du monde extérieur (lumière, bruit, température, vie sociale), par des signaux plus ou moins impérieux de notre corps (faim, soif, douleur), et par de multiples stimulations affectives et intellectuelles. Mais au cours de la journée, quelle que soit l'activité, professionnelle ou autre, on note des fléchissements récurrents dans le degré de vigilance et d'attention. Une fluctuation sensible chez les enfants scolarisés, notamment, et qui a fait l'objet de nombreuses études.

C'est au cours de l'éveil que se prépare le sommeil, par un changement de rythme, une mise au calme qui favorise le ralentissement de nos horloges biologiques centrales. Tout se passe comme si les états de veille et de sommeil faisaient partie d'un continuum dans lequel nous nous déplaçons au cours de la journée. Pendant le sommeil, le corps est actif en dépit de son immobilité (relative), le cerveau aussi. Il n'y a pas un sommeil, mais *des* sommeils, comme on l'a vu. On peut dire de la même façon qu'il n'y a pas un éveil, mais *des* éveils. Entre l'éveil calme de celui qui lit avant de s'endormir, l'éveil agité de celui qui court l'épreuve du 100 mètres aux Jeux olympiques, et l'éveil extrême de la personne qui se sait en danger, il n'y a pas le même degré d'activité des diverses fonctions organiques. De même qu'on a répertorié plusieurs stades de sommeil, il existe aussi plusieurs stades d'éveil, moins différenciés toutefois, et qui varient en intensité plutôt qu'en nature. On en distingue classiquement deux, la veille active et la veille calme, encore que la sophrologie en décrive beaucoup plus.

Par ailleurs le passage de l'éveil au sommeil et celui du sommeil à l'éveil ne sont pas symétriques, car on peut passer presque instantanément du sommeil à l'éveil. L'expression « être réveillé en sursaut » traduit bien la rapidité de la chose. En revanche, l'endormissement naturel est progressif, même s'il a lieu en quelques instants. D'ailleurs, hormis les cas ponctuels de grande fatigue, des endormissements très rapides à répétition doivent attirer l'attention, car ils peuvent marquer une narcolepsie ou être un des signes de la dépression.

Pendant le sommeil, entre deux cycles, il peut y avoir des micro-éveils. De même, des micro-sommeils surviennent parfois pendant l'éveil. Qui ne s'est pris à dodeliner de la tête pendant une conférence, une pièce de théâtre, voire, plus dangereusement, un long trajet en voiture ? Ces micro-sommeils permettent au reste à l'organisme de récupérer, surtout en situation de privation de sommeil. Grâce à eux, on peut tenir beaucoup plus longtemps, même si l'on n'est pas conscient de leur survenue. C'est souvent dans ce moment de lâcher-prise qu'apparaît la solution de problèmes sur lesquels l'esprit a buté pendant la veille active.

Dans l'éveil extrême, comme par exemple dans les cas de grande peur brutale, on peut avoir des états proches de la cataplexie, c'est-à-dire une perte du tonus musculaire due à une émotion vive, sans perte de conscience. La langue populaire dit d'ailleurs en l'occurrence : « J'ai les jambes coupées. » Si ce malaise a lieu debout, il y a chute, et on parle de cataplexie.

Si le malaise se produisait alors que le sujet est au lit, on dirait peut-être qu'il s'agit d'une paralysie du sommeil. On constate donc un léger chevauchement des catégories diagnostiques.

Le cycle veille-sommeil apparaît comme un continuum, avec un certain nombre d'états intermédiaires, et des passages très fins, parfois même imperceptibles de l'un à l'autre, et des intersections. Certains états pourraient être classés dans l'éveil aussi bien que dans le sommeil, car l'activité électrique détectée sur l'encéphalogramme tient à la fois de l'un et de l'autre, comme le sommeil paradoxal. Il est considéré comme le stade final d'un cycle de sommeil, alors qu'on pourrait tout aussi bien le définir comme un état de conscience particulier, à l'instar de tous ces états hybrides survenant à l'endormissement ou au réveil, comme par exemple le rêve lucide, où le sujet flotte entre deux états de conscience, tout en sachant qu'il ne dort pas. Surgissent alors les « hallucinations » dont parlent les hypnologues. Entendons-nous bien : le mot ne renvoie pas à un état pathologique, mais simplement à une illusion des sens au moment où l'on décroche du réel pour aller vers le sommeil (hallucinations de l'endormissement, ou hypnagogiques), ou au moment du passage du rêve au réel (hallucinations du réveil, ou hypnopompiques). Hallucinations, rêve lucide se situent sur une frontière incertaine aux confins du sommeil et de l'éveil. On classe le sommeil paradoxal dans le sommeil, et le rêve lucide dans l'éveil, mais la distinction entre les deux est floue. On pourrait aussi bien dire qu'à l'endormissement ou à la fin de chaque cycle de sommeil peuvent survenir des activités mentales particulières, notamment oniriques.

Les frontières entre veille et sommeil

Ces états intermédiaires, qui intéressent les psychiatres, ont aussi de tout temps inspiré les écrivains. Leurs descriptions et leurs témoignages, lorsqu'ils sont rigoureux, n'ont pas la sécheresse de cas cliniques relevés en consultation et présentent l'avantage non négligeable de l'élégance et de la richesse. Si le sommeil est un thème qui court dans la littérature mondiale, il est peu de textes qui soient d'une précision aussi clinique, d'une justesse aussi magnifique que ceux de Proust. Tout le monde connaît la phrase qui ouvre *La Recherche* : « Longtemps, je me suis couché de bonne heure. » Le passage qui suit est une variation éblouissante sur les différents états du sommeil, notamment ces états intermédiaires qui échappent aux classifications rigides, ces frontières entre veille et sommeil que l'auteur explore avec le souci de cerner au plus près où commencent et finissent la conscience du temps, celle du lieu, celle du moi. Temps et mémoire sont au centre de *La Recherche*. Quoi d'étonnant à ce que le sommeil constitue pour Proust un champ d'observation privilégié ? Comment perçoit-il les va-et-vient entre les différents états de conscience ? Comment s'opère le passage de l'éveil au sommeil ? À la fois sujet et objet de l'observation, Proust utilise toutes les ressources de la langue et de l'écriture pour décrire dans les moindres nuances les variations de ses états de conscience.

> « Parfois, à peine ma bougie éteinte, mes yeux se fermaient si vite que je n'avais pas le temps de me dire : "Je m'endors." Et une demi-heure après, la pensée qu'il était temps de chercher le sommeil m'éveillait ; je voulais poser le volume que je croyais avoir encore dans les mains et souffler ma lumière ; je n'avais pas cessé en dormant de faire des réflexions sur ce

que je venais de lire, mais ces réflexions avaient pris un tour un peu particulier ; il me semblait que j'étais moi-même ce dont parlait l'ouvrage : une église, un quatuor, la rivalité de François Ier et de Charles Quint. Cette croyance survivait pendant quelques secondes à mon réveil. Elle ne choquait pas ma raison mais pesait comme des écailles sur mes yeux et les empêchait de se rendre compte que le bougeoir n'était plus allumé. Puis elle commençait à me devenir inintelligible, comme après la métempsycose les pensées d'une existence antérieure. Le sujet du livre se détachait de moi, j'étais libre de m'y appliquer ou non ; aussitôt je recouvrais la vue et j'étais bien étonné de trouver autour de moi une obscurité, douce et reposante pour mes yeux, mais peut-être plus encore pour mon esprit, à qui elle apparaissait comme une chose sans cause, incompréhensible, comme une chose vraiment obscure. Je me demandais quelle heure il pouvait être[3]... »

Ce que l'auteur décrit là, ce sont les stades de l'endormissement et du sommeil léger. Le glissement dans le sommeil coïncide avec la mise à distance du monde extérieur, l'absence de réactions aux stimulations du dehors. L'auteur s'endort sans en avoir conscience, sans que l'instant du passage de la veille au sommeil s'inscrive dans sa mémoire. Marcel se confond avec l'objet de sa lecture, qu'il soit animé ou inanimé, métamorphose qui échappe au pouvoir normatif de la raison – et de l'expérience. Le réveil se marque par une désorientation momentanée, un ralentissement des perceptions, en particulier de la vue, puisque l'auteur ne se rend pas compte qu'il a éteint la lumière et n'a pas mémorisé son geste. Il y a là un brouillage des frontières du moi et des repères du temps et de l'espace, à la recherche d'un temps perdu, d'un sommeil perdu, le bienheureux sommeil de l'enfance. « En dormant, dit-il un peu plus loin, j'avais rejoint sans effort un âge à jamais révolu de la vie primitive... »

Une plongée dans le sommeil, c'est une plongée dans ce que nous avons de plus irréductiblement personnel. On peut partager la vie de quelqu'un, son lit, mais son sommeil, jamais. Même les amants les plus fusionnels sont seuls dans leur sommeil, même l'enfant dans le sein de sa mère ne dort pas au même rythme qu'elle. Pour Marcel Proust, le sommeil n'est pas du temps perdu, au sens de gâché ou gaspillé, pas plus que le passé ; c'est du temps dont on déplore qu'il soit révolu, un temps plein et non un vide pour lequel on aurait eu meilleur usage. Et c'est surtout un état limite de la conscience, celui où elle se dilue dans le songe ou dans le silence de certains stades où le dormeur ne rêve pas.

Quant à la conscience du temps, qu'évoque Proust lorsqu'il dit : « Et une demi-heure après, la pensée qu'il était temps de rechercher le sommeil m'éveillait », on voit bien là qu'elle est affranchie de la montre. En entrant dans le sommeil, on entre dans un monde où l'on est maître du temps. Dans la mesure où les lisières du moi deviennent imprécises, il y a rupture dans la perception de ses limites temporelles. Après s'être endormi, Marcel est réveillé par le souci de respecter un « emploi du temps » et de dormir à l'heure prévue pour cela. C'est cette rupture entre le temps des montres et le temps perçu par le dormeur qu'illustre la petite phrase ci-dessus.

Malgré tout, l'obsession des montres peut être telle que certains dormeurs intègrent la notion du temps objectif et se réveillent « sur commande », avant même que le réveil sonne ; en général, ils savent alors à peu de chose près l'heure qu'il est. Faut-il voir là l'effet d'une adéquation parfaite entre les horloges biologiques ? Ou le déroulement des cycles de sommeil de ces sujets leur sert-il plus ou moins consciemment de repère ? Ou encore, s'agit-il d'anxieux qui se cramponnent au plus profond du sommeil à ce résidu social qu'est le temps des horloges ? La science ne s'est pas vraiment penchée sur cette question. Mais ce n'est assurément pas *La Recherche* qui empêchera les obsessionnels du temps et les grands anxieux de s'entourer de réveils et de montres. Il n'est pas non plus sûr que ce soient eux qui aient le meilleur sommeil, car les montres ne font pas bon ménage avec l'abandon, la volupté et la tranquillité d'esprit, compagnons d'élection du bon dormeur.

Le rêve

Si nous passons le tiers de notre vie à dormir, une part non négligeable de notre temps de sommeil est occupée par le rêve. Selon le professeur Michel Jouvet, « cette activité cérébrale incontrôlée à laquelle l'homme passe près de 10 % de sa vie n'a cessé de l'intriguer depuis les temps les plus reculés. Toutefois, l'auréole quasi mystique qui entourait ce phénomène psychique devait le maintenir longtemps hors de toute tentative d'approche expérimentale. Il n'y a guère plus de vingt ans en effet que l'étude du rêve préoccupe les neurophysiologistes[4] ». Peut-être le rêve perdra-t-il son mystère sous les faisceaux croisés des études psychanalytiques et neurophysiologiques, mais rien n'est moins sûr. Les enregistrements ne peuvent rendre compte de tout, et la mémoire non plus. Nous passons environ cent minutes chaque nuit à rêver, mais nous ne nous souvenons que d'une infime fraction de nos songes. Ils correspondent à une activité psychique spécifique du sommeil, accompagnée d'images mentales. Le rêve survient essentiellement au cours des phases de sommeil paradoxal (environ 90 %), mais aussi, dans une moindre mesure, pendant le sommeil lent profond (environ 10 %). Ces chiffres sont approximatifs étant donné que l'on se souvient peu des rêves du sommeil lent. On rêve lors de chaque cycle de sommeil, et on se souvient plutôt du dernier rêve, mais pas toujours. Ceux qui disent ne pas avoir de rêves en ont, mais ne les mémorisent pas, ce qui est très différent.

Quand il a lieu en sommeil paradoxal, le rêve s'accompagne de mouvements oculaires rapides et l'on a longtemps cru que le dormeur suivait des yeux les actions se déroulant dans son rêve. Il n'en est rien, puisque ces mouvements ne correspondent pas dans leur séquence à l'activité visuelle du rêve. Par ailleurs, les aveugles de naissance ont eux aussi des mouvements oculaires rapides pendant leurs rêves, alors qu'ils ne peuvent rien visualiser. Le rêve s'accompagne parfois de paroles, mais il est rare qu'elles soient cohérentes. Est-ce parce que les organes de la phonation sont relâchés, et que la prononciation en devient confuse, ou parce que le contenu même du discours ne correspond plus aux règles élémentaires de la sémantique ou de la syntaxe ? Quoi qu'il en soit, il ne faut pas espérer soutenir une conversation avec un rêveur.

« Le récit qualifié de rêve est défini par plusieurs éléments : imagerie hallucinatoire, structure narrative, bizarrerie cognitive, émotion importante, sentiment de réalité et mauvaise mémorisation du contenu mental[5]. » Expérience subjective cognitive, le rêve est vécu comme une réalité et, à ce titre, il peut susciter des réactions émotives ou physiologiques (battements de cœur, détresse, hilarité) très diverses. Ce n'est qu'au réveil que le dormeur reconnaîtra le rêve comme une activité hallucinatoire, le mémorisera le cas échéant et en fera peut-être le récit. Mais entre le rêve et le (ou les) récit(s) qu'on en fait, il peut y avoir marge et déformation car, par la force des choses, le récit du rêve est passé par le double filtre de la mémoire et de la syntaxe. Laquelle n'est pas nécessairement la même dans le rêve et dans la langue, d'où la difficulté de « mettre en mots » certains rêves, de les formuler sans pertes importantes.

Le temps des sabliers et des horloges n'a pas de prise sur le rêve, car si le temps et l'espace existent dans le matériel du rêve, les paramètres logiques ne le structurent plus. Le rêveur évolue dans un univers purement fantasmatique qui échappe à la fois aux chronomètres et autres repères du temps objectif, et aux contrôles de la conscience.

Il est toujours difficile d'explorer le rêve car, pour cela, il faudrait réveiller les dormeurs. Environ un quart d'entre eux seulement se souviennent de leurs rêves, les femmes plus que les hommes. Le contenu, notamment la richesse des items, est plus abondant chez les femmes qui, au reste, ont des rêves plus agréables dans l'ensemble. Le contenu du rêve en quantité d'items semblerait se dégrader assez vite au début de l'âge adulte, entre 25 et 35 ans. Puis il se stabilise et ne diminue plus sensiblement. Il n'y a donc pas de lien entre la diminution du rêve et la sénescence. Certes, le rappel du rêve peut être moins net et moins fréquent, mais cela est dû à la qualité de la mémoire et non à une diminution de l'activité onirique. De même, un dormeur âgé aura plus de mal à se souvenir de ses rêves s'il a un sommeil nocturne de mauvaise qualité, responsable d'une somnolence diurne. Cela ne veut pas dire qu'il ne rêve pas.

Si le sommeil paradoxal reste stable à partir du début de l'âge adulte, on constate en revanche avec le temps une diminution du sommeil lent profond ainsi que du pourcentage d'items dans les rêves en sommeil lent profond. On serait tenté de dire que les rêves des personnes âgées sont moins riches, mais leur vie même étant moins riche que celle des personnes plus jeunes et plus actives, on peut se demander dans quelle mesure leur vécu colore le contenu de leurs rêves. Une vie morose engendre-t-elle nécessairement des rêves moroses ? Ce n'est pas sûr car le rêve nourrit l'éveil comme l'éveil nourrit le rêve. Il y a non seulement continuité entre l'activité psychologique pendant le sommeil et pendant l'éveil, mais aussi interaction puisque les rêves intègrent les événements de la vie éveillée et rejaillissent à leur tour sur elle. Rien ne permet de dire que les rêves des personnes âgées portent sur le quotidien immédiat et non sur des événements forts du passé, engrangés dans la mémoire et l'inconscient.

Si on veut étudier le rêve en laboratoire, il faut garder présent à l'esprit que le fait de dormir en laboratoire introduit une dimension anxiogène susceptible de modifier le contenu des rêves. Quand on réveille les gens dans des phases de sommeil paradoxal pour leur demander à quoi ils rêvent, cet éveil a fatalement une incidence sur le rêve suivant. Par ailleurs, il ne faut pas oublier que les questions posées risquent d'avoir une influence sur la nuit suivante, au terme de laquelle on posera les mêmes. Il se peut aussi que soient plaquées sur le rêve des interprétations fallacieuses, du fait du travail de mémoire. De plus, les questions influencent ou orientent les réponses. Or les questions que posera un psychiatre ne seront pas les mêmes que celles d'un neurologue ou d'un neurobiologiste. Donc entre le rêve brut et le compte rendu de celui-ci, il y a fatalement une distance et une distorsion plus ou moins grandes. Mais si l'on demande aux rêveurs de retranscrire leurs rêves sans leur poser de questions, ce qui a été fait, les résultats ne sont guère utilisables.

Certaines personnes, en thérapie, ont travaillé sur le souvenir de leurs rêves. Or on constate qu'elles ont beaucoup plus de rêves à raconter que les autres, comme s'il y avait une culture autour du récit de rêve. On en arrive à se demander si ledit récit n'est pas l'objet d'un remaniement interprétatif. La richesse du contenu d'un rêve cité plusieurs jours après son occurrence, avec un luxe de détails, paraît un peu sujet à caution : ce récit est-il absolument objectif, ou a-t-il été enrichi *a posteriori* par un travail de mémoire pas toujours maîtrisable ? Le fait de savoir qu'on racontera le rêve n'en influence-t-il pas le souvenir ? Par ailleurs, la verbalisation n'impose-t-elle pas une structure – linguistique – à l'architecture du rêve ? Et lorsque le rêve est rapporté par un patient en cure à son médecin, il y a déjà à ce stade une part d'élaboration dans le récit même, du fait de la situation particulière de la cure psychanalytique. Or l'interprétation du rêve ne peut porter que sur les propos tenus sur le rêve, et non sur le rêve lui-même, ce qui déplace nécessairement l'analyse. Comme le remarque le professeur Widlöcher : « L'investigation psychanalytique ne s'adresse pas à l'événement de la nuit ni même au récit qui en est fait. Elle porte sur le discours associatif qui succède au récit[6]. »

Si le rêve a la part belle sur le divan des psychanalystes, c'est que Freud voyait en lui « la voie royale vers l'inconscient ». Pendant que l'on dort, les conflits internes sont transposés de façon que le rêveur ne passe pas à l'acte et continue à dormir. Tentative de satisfaction des pulsions, le rêve joue en quelque sorte un rôle de soupape de sécurité. Freud le considérait comme le gardien du sommeil, car il traite la perturbation émotionnelle qui, sans lui, risquerait de réveiller le dormeur. Le rêve conjugue en quelque sorte le désir de dormir et le désir inconscient.

Au début du XXe siècle, Freud, puis Jung ont étudié le rêve dans ses rapports avec l'inconscient. Il a cependant fallu attendre que la neurobiologie s'intéresse au rêve dans les années 1960 pour qu'il commence à trouver un statut scientifique. La recherche sur le rêve est récente. Et la médecine du sommeil a pris naissance quelques décennies plus tard. Il faut signaler que l'étude du sommeil n'est pas encore une spécialité médicale à part entière comme la cardiologie, l'orthopédie ou la pédiatrie. Son domaine est pluridisciplinaire, puisqu'il traverse des territoires relevant de la psychiatrie, la neurologie, la pneumologie, la gérontologie, la médecine du travail, pour ne citer que les plus visibles. Les bonnes fées qui se penchent sur l'énigme de nos nuits ont donc les chapeaux les plus divers. Malgré – ou grâce à – cette diversité, la recherche progresse et l'information du public s'élargit peu à peu. On connaît mieux les mécanismes du sommeil et, surtout, on est conscient de son utilité vitale.

« Nous sommes de l'étoffe dont les rêves sont faits / Et notre petite vie est entourée de sommeil[7] », disait Shakespeare, rejoignant en partie l'image de Proust citée en exergue. Rêve et sommeil, sommeil et éveil : ces couples indissociables tissent jour après jour la trame de notre existence.

2.

Les rythmes

> « Dieu sépara la lumière et les ténèbres. Il appela la lumière “jour” et les ténèbres “nuit”. Il y eut un soir et il y eut un matin : premier jour. »
>
> Genèse, I, 1

Printemps, été, automne, hiver, jour, nuit, veille, sommeil, la ronde des rythmes structure la vie humaine, l'inscrit dans le temps. Les récits des origines, qu'il s'agisse de la Bible ou des mythes fondateurs, soulignent tous la périodicité.

Les saisons et les jours marquent le passage du temps, que l'homme mesure avec ses horloges dont le tic-tac scande l'écoulement. Une minute après l'autre, un jour après l'autre : nous vivons selon des processus répétitifs et des conditions d'environnement elles-mêmes rythmées par la rotation de la terre sur son axe et autour du soleil.

À la rubrique « Rythme », le *Dictionnaire de l'Académie* (1776) donne la définition suivante : « Nombre, cadence, mesure », et le *Larousse* contemporain celle-ci : « Retour, à intervalles réguliers dans le temps, d'un fait, d'un phénomène. *Rythme des saisons, des habitudes. Rythme cardiaque.* » En un peu plus de deux siècles, le sens dérive de la musique et du discours vers des acceptions beaucoup plus vastes, au cycle vital. Comme une partition, notre existence est scandée par le rythme circadien, les alternances sommeil/veille, travail/repos ; nos journées, balisées par des repas pris à heures plus ou moins régulières ; notre humeur et nos performances affectées par nos rythmes hormonaux, les variations de notre taux de cortisol ; et notre mémoire est plus ou moins agile en fonction des heures de la journée.

Il est d'usage d'opposer le temps subjectif, celui de notre conscience individuelle, au temps des montres, mais la vie active nous oblige à respecter le second en priorité. Le seul moment où nous y échappons est celui du sommeil qui, lui-même, est commandé par une heure de coucher et une heure de lever obéissant plus souvent à des contraintes sociales ou professionnelles qu'aux dispositions spontanées de chacun. Le rythme naturel ne coïncide pas toujours harmonieusement avec ceux qui sont imposés par le travail, l'institution, voire les habitudes culturelles – ou celles du conjoint et des enfants. Par ailleurs, il y a une fréquente disparité entre l'évaluation subjective du temps de sommeil et sa durée réelle. Le temps subjectif est en général plus court que le temps réel en matière de sommeil.

Rythmes et horloges biologiques

On distingue trois catégories de rythmes : les rythmes circadiens (de *circa,* environ et *dies,* journée), dont la période est de vingt-quatre heures ; les rythmes ultradiens, dont la période est inférieure à une journée, et les rythmes infradiens, supérieurs à une journée. Ainsi, le nouveau-né vit selon une organisation ultradienne de veille, sommeil et alimentation. Il lui faut mûrir pour passer à un rythme circadien. Inversement, au cours de la vieillesse, certains troubles psychologiques et physiologiques tels qu'insomnie, dépression ou démence sénile sont associés à des perturbations du fonctionnement des rythmes circadiens.

Si le temps social est rythmé par le temps des montres, on sait depuis quelques décennies qu'il existe chez les êtres vivants des mécanismes leur permettant de mesurer la durée : les horloges biologiques. Ces horloges, qu'on appelle aussi oscillateurs ou pacemakers, règlent diverses fonctions vitales telles que la température ou les sécrétions hormonales par exemple. Il n'y en a pas une, mais plusieurs, dont la plupart se trouvent dans le système nerveux central.

Situés dans l'hypothalamus, certains oscillateurs jouent un rôle fondamental de contrôle de systèmes circadiens. Leur destruction engendre la disparition d'un certain nombre de rythmes : les variations de température corporelle, les sécrétions hormonales, notamment celles qui régissent le comportement alimentaire. Le principal est l'épiphyse ou glande pinéale, qui sécrète la nuit une hormone, la mélatonine. Sans être à proprement parler un hypnotique, cette substance a un effet de renforcement du rythme veille-sommeil.

Par ailleurs, certains signaux de l'environnement, comme l'alternance lumière/obscurité, chaud/froid, bruit/silence, aident à maintenir à l'heure les horloges biologiques. Une perturbation de ces signaux peut engendrer un trouble du rythme. Un dormeur aura tendance à se réveiller si on l'expose à une lumière vive ou au bruit. En revanche, l'obscurité et le silence favorisent le sommeil. Ces faits élémentaires marquaient la vie rurale il n'y a pas si longtemps encore : les paysans travaillaient beaucoup plus l'été que l'hiver, où ils dormaient davantage. Les peuples primitifs du Nord (Lapons, Esquimaux) pêchent l'été, période d'activité plus intense où ils font leurs réserves de nourriture pour l'hiver. Ils se calent sur les rythmes naturels et dorment un peu plus longtemps l'hiver. Malgré l'absence de lumière pendant la nuit polaire, il est à noter qu'on ne constate pas plus de dépressions chez eux que sous nos climats.

De l'équateur aux pôles, l'organisation circadienne est la même. Elle est soumise à différents rythmes marqueurs, dont les principaux sont la température corporelle, la pression artérielle, la sécrétion du cortisol, de l'hormone de croissance et de la mélatonine.

Chacun sait que la température est plus haute en fin d'après-midi que le matin. Le minimum thermique survient vers 4 ou 5 heures du matin et le maximum douze heures plus tard. La température est un marqueur puissant, qui évolue en fonction de l'âge. De la souffrance physique aussi, qui la fait monter[1]. Chez les narcoleptiques et les personnes souffrant de démence sénile, la courbe est plate.

À cette variation s'ajoute chez la femme une variation en fonction du cycle hormonal menstruel, puisqu'on constate que le point le plus bas de la courbe de température coïncide avec l'ovulation, en milieu de cycle. C'est là-dessus que se basait la méthode Ogino, mode de contrôle des naissances naturel maintenant tombé en désuétude.

Le rythme cardiaque et la pression artérielle sont eux aussi plus élevés le soir. Quant au cortisol, il est à son maximum de sécrétion le matin. Qui n'a pas remarqué que les piqûres de moustique grattaient beaucoup moins le matin ? Et que les douleurs articulaires étaient aussi moins fortes à ce moment-là ? Remercions notre cortisol naturel.

L'hormone de croissance, elle, est sécrétée par l'hypophyse, elle-même sous le contrôle de la GHRH[2], substance que fabrique l'hypothalamus selon un rythme circadien. Son pic survient au cours des premières heures du sommeil. Le coucher tardif est donc à déconseiller en période de croissance, car il risque d'engendrer des troubles. C'est justement au cours de l'adolescence que la sécrétion de l'hormone de croissance est à son maximum d'intensité. Elle régresse régulièrement ensuite, pour devenir faible chez les personnes âgées. Le stress lui aussi la stimule.

Quant à la mélatonine, sécrétée par la glande pinéale, elle commence à être fabriquée à la tombée de la nuit et atteint son pic de sécrétion en milieu de nuit. Elle donne à l'organisme des indications temporelles très importantes. C'est elle qui signale au cerveau qu'il est temps de s'endormir et elle aurait une influence sur les horloges centrales. Comme la DHEA [3], la mélatonine a fait couler beaucoup d'encre et suscité de grands espoirs pour les dépressifs et les insomniaques. Aux États-Unis, elle a été l'objet d'une véritable mode : on lui attribuait une action antivieillissement, anticancéreuse, antidépressive. Mais ces espoirs reposaient sur des études peu rigoureuses, semble-t-il. Sous sa forme de synthèse, cette substance peut s'avérer utile en cas de dépression saisonnière ou pour combattre les effets néfastes du jet-lag, ou encore pour les gens qui ont des troubles du rythme liés à leurs horaires de travail. Mais, en l'absence d'études sur ses effets à long terme, sa vente est interdite en France.

Les rythmes marqueurs dont on vient de parler sont des rythmes forts, alors que le rythme veille-sommeil est une variable biologique susceptible de se modifier dans un cadre d'isolement temporel. Les expériences d'isolement de spéléologues comme Michel Siffre et Véronique Le Guen ont permis à la chronobiologie de progresser et ont apporté la preuve que les rythmes biologiques sont endogènes. Celle que Siffre a réalisée en 1972 en collaboration avec la NASA a mis en évidence la stabilité du rythme veille-sommeil, avec une période spontanée plus proche de

25 heures 30 (16 à 17 heures d'activité, 8 à 9 heures de sommeil, dont 90 à 100 minutes par nuit de sommeil paradoxal).

On a aussi constaté, au fil du déroulement de l'expérience, un allongement du rythme de base qui se décale graduellement de une heure environ chaque jour (la proportion veille/sommeil reste à peu près stable). En conséquence, des troubles liés au décalage horaire sont apparus dès la sortie de la grotte. Ces expériences ont été des plus précieuses pour l'étude du sommeil et celle des troubles du rythme... et aussi pour montrer que la conscience subjective du temps est bien distincte et ne correspond pas à celui des montres. En sortant de sa grotte, Siffre pensait être deux mois plus tôt !

La chronopsychologie

Certains moments de la journée sont plus propices aux performances physiques et intellectuelles. Après une période matinale d'activité qui peut être un peu décalée en fonction de la nature de chacun, on observe une baisse de vigilance et de performance en milieu de journée, entre 13 et 17 heures globalement. Après quoi, l'organisme « repart ». C'est à cette structure que correspond l'habitude de la sieste dans certains pays. L'un des signes du grand clivage nord-sud, la sieste, se pratique largement autour de la Méditerranée, et plus volontiers l'été que l'hiver. De tout temps, elle a inspiré de nombreux poètes, sculpteurs et peintres qui célèbrent le bien-être qu'elle engendre. Témoin, cette invitation à la sieste de Philippe Delerm, qui conjugue chaleur et vacances :

> « On est au milieu indécis d'une sieste éveillée, avec un magazine à parcourir, ou mieux, une vieille bande dessinée qu'on

n'a pas lue depuis longtemps. Le temps s'étire vaguement. Il est deux ou trois heures de l'après-midi, un jour d'août, accablant de canicule. On n'a pas le regret de gâcher un infime quelque chose : de toute façon, il fait beaucoup trop chaud pour se promener. Le couvre-lit tricoté au crochet repoussé sous les pieds, on se sent léger, suspendu dans une lévitation protégée. Séparé du monde, on est mieux que bien : on n'est presque rien du tout[4]... »

Moment privilégié de lâcher-prise, la sieste permet une mise à distance salutaire des contraintes et des pesanteurs. C'est un état intermédiaire entre veille et sommeil que décrit Delerm, mais l'absence de sommeil profond n'enlève pas à la sieste son potentiel réparateur. Affaire de culture et de climat dans une certaine mesure, elle n'en répond pas moins à un rythme physiologique, puisqu'elle correspond au cycle d'éveil le moins performant de la journée. De nombreuses études réalisées à l'échelle internationale montrent qu'elle réduit le stress et améliore la mémoire et la vigilance. Afin de ne pas nuire au sommeil nocturne cependant, mieux vaut la faire tôt dans l'après-midi et l'éviter si l'on est insomniaque. En tout état de cause, sa durée ne doit pas dépasser un cycle de sommeil si l'on ne veut pas avoir un réveil trop difficile, qui fait perdre une partie du bénéfice de cette pratique.

En fait, on distingue trois types de siestes : la sieste longue, que l'on vient d'évoquer (sieste royale), celle de vingt minutes, où l'on reste en sommeil léger de stade I ou II (sieste relax), et celle de cinq minutes, qui est plus une relaxation qu'un sommeil proprement dit (sieste flash). Ces moments de repos plus ou moins profond permettent à l'organisme de rebondir et absorbent le « potentiel de somnolence » sensible l'après-midi. En France, si on en reconnaît l'utilité chez les enfants, si elle est admise pour les personnes âgées

– et encore, avec un peu d'indulgence –, elle n'a pas vraiment droit de cité dans le monde du travail.

Bien que certains de nos politiques célèbres – dont Jacques Chirac et Jacques Attali –, adeptes convaincus, en recommandent la pratique, aucune place ne lui est ménagée au sein de l'entreprise, où elle est considérée avec méfiance, car on estime qu'elle donne une image incompatible avec le sérieux et la productivité. Sans doute faudra-t-il encore longtemps pour qu'elle entre dans nos mœurs, alors qu'elle fait partie des pratiques et des droits de certains pays. La Constitution de 1949 reconnaît aux Chinois – qui n'ont pourtant pas la réputation d'un peuple paresseux – le droit à la sieste. Au Japon, elle commence à se pratiquer dans certaines entreprises. Au Pérou, une pause est prévue pour la sieste des fonctionnaires, et ceux de Rome terminent leur journée de travail à 13 h 30. Chez nous, les initiatives en la matière sont des plus timides. Tout au plus trouve-t-on dans de rares universités des salles de sieste, et dans certaines grandes bibliothèques des divans où les chercheurs fatigués peuvent s'étendre au lieu de piquer du nez sur leurs ouvrages en salle de travail. Hélas, ces divans sont souvent situés dans les toilettes, et il est bien difficile de se laisser glisser dans le sommeil au son des chasses d'eau. Il faut certes saluer ces petits aménagements, mais d'ici à ce qu'on ajoute le droit à la sieste à la Constitution française, il y a une vaste marge.

La baisse de vigilance qui survient entre 13 et 17 heures n'est pas liée au repas, puisqu'on la constate même chez des malades sous perfusion nutritionnelle. Cependant, un repas bien arrosé amplifie le phénomène que la langue médicale désigne du vilain nom de somnolence postprandiale, et que le langage courant décrit plus gentiment comme l'envie de faire un somme, ou, familièrement, de piquer un petit roupillon.

Nos amis d'outre-Manche, dont le climat ne justifie

sans doute guère la pratique habituelle de la sieste, ont pourtant parmi leurs personnages littéraires familiers, un adepte convaincu du petit somme après le repas ou *nap*. Mr. Pickwick, personnage célèbre de Dickens et grand amateur de bonne chère, a une nette tendance à s'endormir après un déjeuner copieux et arrosé. On sait que la cuisine de l'époque victorienne n'était pas un modèle de légèreté ni de diététique, et que tout repas entre amis se terminait souvent par un dessert et du porto, dont on se resservait libéralement assis dans de confortables fauteuils... La somnolence de Mr. Pickwick s'accompagne aussi souvent de ronflements bruyants, « entrecoupés à l'occasion d'un étouffement ». Son nom a d'ailleurs été donné à un syndrome qui est celui d'une forme d'apnée du sommeil. Sa propension au *nap* est en tout cas l'un des ressorts comiques des *Aventures de Mr. Pickwick*.

Mais ce qu'on apprend au fil du livre sur Mr. Pickwick, c'est que, s'il lui arrive de se coucher tard, il a aussi coutume de se lever peu après le soleil, le plus spontanément du monde. C'est donc un lève-tôt heureux de l'être, qui compense à l'occasion les fatigues de la journée par un petit somme approprié et réparateur.

Car chaque être fonctionne selon un rythme circadien, il existe des variations selon les individus. Certains sont « du soir » et d'autres « du matin ». On constate sur la courbe de température d'un lève-tôt un minimum décalé le matin et un pic plus tôt dans l'après-midi que chez le couche-tard. Les pics de sécrétion de la mélatonine, de l'hormone de croissance et du cortisol sont aussi décalés, et conservent jour après jour la même périodicité. Un lève-tôt sera avantagé par rapport à un lève-tard dans le cadre des concours, où les épreuves commencent le plus souvent à 8 heures du matin.

Il est très difficile d'aller contre sa nature à cet égard et un lève-tôt restera lève-tôt. Dommage à cet égard que les questionnaires de visite médicale prénuptiale ne comportent aucune rubrique sur ce point précis, alors qu'une différence de rythme entre conjoints peut entraîner au fil de la vie conjugale quelques frictions, voire des incompatibilités sévères. On voit parfois en consultation de sommeil des personnes qui se croient insomniaques parce qu'elles ne parviennent à s'endormir qu'à 2 heures du matin, alors que leur époux (se) dort du sommeil « du juste » depuis 22 heures. Quatre heures à veiller à côté de quelqu'un qui dort peuvent paraître très longues. Or il n'y a pas d'insomnie, seulement une association lève-tôt/couche-tard.

Les hommes ne sont pas égaux en matière de sommeil. Napoléon dormait en deux phases, une première de trois heures, après laquelle il se levait et travaillait deux heures, en général entre 3 et 5 heures du matin, puis il se recouchait pour un cycle de sommeil. Il ne lui fallait que trois cycles de sommeil en tout. Comme Churchill. Einstein, en revanche était un très gros dormeur, à qui il fallait ses sept cycles consécutifs. Dans notre société, les lève-tôt petits dormeurs sont nettement privilégiés. Quoi de plus avantageux que de pouvoir en tout confort se coucher à 1 heure du matin et se lever à 6 ? L'heureux mortel ainsi constitué peut concilier les avantages d'une vie professionnelle bien remplie et l'agrément de loisirs vespéraux. Question de nature, là encore[5]...

TEMPS BIOLOGIQUE ET TEMPS DES MONTRES

La plupart d'entre nous enlèvent leur montre le soir. Le geste est symbolique, certes. Nous signifions par là, plus ou moins consciemment, que nous décrochons des contraintes du temps pour ces quelques heures nocturnes, même si nous confions notre retour à la vie sociale à la sonnerie d'un, voire de plusieurs réveils. Alors, nous rebasculons dans l'univers des rendez-vous, du téléphone, des trajets et autres contraintes programmées de la journée. L'obsession des montres – et des réveils – est largement liée à la civilisation industrielle et au souci de la productivité.

Cela ne signifie pas qu'au « bon vieux temps », les gens étaient oisifs ou dormaient tout leur content. Beaucoup d'activités, notamment liées à la terre, ont toujours obéi au rythme solaire. Les domestiques se levaient avant leurs maîtres et se couchaient après eux. Les boulangers ont toujours commencé leur journée avant le jour et certaines professions, notamment celle du théâtre, veillé tard. Mais le travail en usine et ses horaires astreignants sont apparus avec la révolution industrielle. La contrainte des montres, avec toutes les angoisses et tous les troubles qu'elle entraîne dans son sillage, est un phénomène lié au départ à l'Occident industrialisé (même si des pays comme le Japon ont depuis pris le relais). On a « fait évoluer » le cerveau humain de façon qu'il réponde à la nécessité permanente d'être à l'heure, à l'heure, à l'heure..., une sujétion qui engendre la crainte d'être en retard, en retard, en retard..., comme le lapin stressé d'*Alice au pays des merveilles*.

La montre est à ce point liée à la civilisation occidentale qu'elle en apparaît comme l'un des symboles. On ne résiste pas à la tentation de citer une anecdote exemplaire à cet égard : dans le livre que le photographe Edward Curtis consacre aux Indiens d'Amérique du Nord[6], on voit deux clichés apparemment identiques d'une famille d'Indiens Piegan photographiés dans leur tipi. Le second a été retouché. Dans le premier figurait en bonne place un gros réveil, signe de luxe pour la famille, fausse note pour le photographe, qui l'efface soigneusement de la photo à publier. Près d'un siècle plus tard, nous mesurons toutes les conséquences du choc entre une civilisation primitive et celle des montres, qui a anéanti la première.

Ce que nous considérons comme la norme peut cependant sembler aberrant, vu de l'extérieur. De temps à autre, il est salutaire de prendre quelque recul. Or notre rapport actuel au temps est sans doute radicalement différent de ce qu'il était il y a quelques siècles – c'est-à-dire rien par rapport à l'âge de l'humanité – et de ce qu'il peut être chez des peuples non industrialisés ou en voie de développement. Entre une vision occidentale et celle d'un homme issu d'une autre culture, il y a, un monde. D. H. Lawrence, visitant le Nouveau-Mexique, a ainsi imaginé la façon dont un Indien peut voir l'Occidental :

> « Le singe blanc connaît de drôles de tours : par exemple, il connaît l'heure. Or pour un Mexicain, et pour un Indien, l'heure est une notion vague et floue. Il n'y a que trois heures : *en la mañana, en la tarde, en la noche* : le matin, l'après-midi, la nuit. Midi n'existe même pas, ni le soir.
>
> Mais pour le singe blanc – c'est horrible à dire – il existe des moments précis comme cinq heures, neuf heures et demie. Le jour est un affreux puzzle de moments précis.
>
> [...] L'homme blanc a une passion affreuse, oui, franchement affreuse, une vraie passion de singe pour les exactitudes invisibles. *Mañana*, pour l'indigène, signifie indifféremment demain, dans trois jours, dans six mois ou jamais. Il n'y a pas de points fixes dans la vie, hormis la naissance, la mort et les *fiestas*. Et ce sont les prêtres qui fixent les *fiestas*, les fêtes des dieux, et les hommes n'ont plus à se soucier du temps. Pourquoi les hommes auraient-ils à se soucier du temps ? [...]
>
> Les singes blancs, eux, font tic-tac, tic-tac et disent faites ci, faites ça, c'est l'heure de travailler, l'heure de manger, l'heure de boire, l'heure de dormir, l'heure de marcher, l'heure de monter à cheval, l'heure de se laver, l'heure d'être sale, tic-tac, tic-tac, l'heure, l'heure, l'heure, l'heure[7] ! »

Toute l'œuvre de D. H. Lawrence exprime l'aversion pour la société industrielle et les maux qu'elle engendre. Il dresse ici un constat grinçant des distorsions provoquées par les conceptions des Occidentaux, dont la civilisation dominante sinon supérieure asservit les autres peuples et impose son échelle de valeurs, notamment sa conception du temps. Entre celle de l'Occidental, qui segmente le temps pour s'en rendre maître, et celle de l'Indien, passif et fataliste, l'écart est flagrant. L'implicite du texte condamne l'aliénation qu'introduit l'Occidental obsédé par la comptabilité systématique, qu'il s'agisse du temps, de l'espace ou de l'argent. Le comptage s'est substitué au sens, alors que tout n'est pas quantifiable. L'Indien, lui, ne se soucie pas du temps. Il ne connaît pas la dimension anxiogène du temps des montres, mais vit dans une sorte de continuum de grands cycles. Tandis que l'homme blanc tel que le représente le texte a si bien intégré le temps des montres qu'il en est devenu une lui-même, oubliant ses rythmes propres, ceux des éléments, de la terre, et les rythmes sacrés marqués par les *fiestas*.

Bien sûr, il s'agit là d'un texte littéraire, délibérément provocateur. Il n'empêche que l'observation du symptôme est d'une justesse frappante. La dictature de la montre fait oublier les rythmes immémoriaux en harmonie avec la nature, une rupture qui coûte cher. Soucieux du temps externe marqué par les horloges et les éphémérides, l'homme moderne vit dans le regret de n'avoir pas fait ce qu'il avait à faire, dans l'angoisse de ne pouvoir parvenir à faire ce qu'il a à faire. Entre les regrets et l'appréhension, le présent tend à s'amenuiser, à disparaître. Ce qui apparaît, en revanche, c'est le stress.

Être performant, être rentable, compétitif ; être un battant, un gagnant : autant d'impératifs omniprésents dans notre vie professionnelle. Publicité et médias véhiculent les mêmes messages de façon plus ou moins diffuse. Or on connaît maintenant depuis assez longtemps l'importance des biorythmes pour que le monde du travail en tienne compte. Mais comme toujours en matière de mentalités, les habitudes de pensée n'évoluent que très lentement. Et nous vivons encore sur l'équation implicite entre le temps et l'argent. « *Time is money* » et « En retard, en retard, en retard... » : deux refrains qui résonnent à l'infini dans nos cerveaux occidentaux.

3.

Les troubles du rythme

> « Jamais je ne m'assujettis aux heures : les heures sont faites pour l'homme et non l'homme pour les heures. »
>
> François Rabelais, *Gargantua*

Combien de fois ne constatons-nous pas l'incompatibilité entre la dictature des montres et nos rythmes biologiques ? Il faut lutter pour se lever le matin alors qu'on titube de fatigue, pour donner une conférence – ou essayer de suivre un cours de maths – alors qu'on est en pleine baisse de vigilance, pour faire bonne figure à un dîner alors qu'on a peine à tenir les yeux ouverts, ou pour attendre une heure donnée afin de manger alors que l'estomac crie famine. Qui n'a éprouvé un certain inconfort au moment du changement d'heure bisannuel ? Et ceux qui ont des enfants ont pu constater une désynchronisation chez les petits qu'on met à la crèche, où les rythmes imposés par l'institution ne sont pas nécessairement les mêmes que les rythmes familiaux, et où l'on constate que tous les enfants ne sont pas réglés de la même façon. Quant aux rythmes scolaires, on se pose régulièrement la question de savoir s'ils sont vraiment adaptés aux rythmes biologiques de l'enfant, mais aucune stratégie de fond n'a été sérieusement mise en place. Tant que l'organisation socioprofessionnelle de notre société n'aura pas intégré l'importance de cette dimension temporelle, les troubles du rythme persisteront.

Ceux-ci peuvent se regrouper globalement en deux types, selon qu'ils sont la conséquence de facteurs internes, comme les décalages de phase ou les altérations du rythme circadien, ou externes, comme le décalage horaire ou le travail de nuit ou posté.

Les décalages de phase

Dans les décalages de phase, on constate le plus souvent des retards par rapport aux horaires normaux. Les adolescents sont coutumiers du fait et leurs parents s'en plaignent. Il y a au moins une raison objective à cela : le travail scolaire ne peut se faire que le soir, et son volume est plus important à mesure qu'approche la fin des études secondaires. Par ailleurs, les jeunes traversent presque tous une période où ils aiment rompre avec le rythme familial, se coucher tard et se lever à l'heure où les autres déjeunent. Tant qu'ils peuvent récupérer le matin et ne contractent pas de dette de sommeil, il n'y a rien d'inquiétant dans ces comportements d'autoaffirmation.

Les retards de phase peuvent être épisodiques, ou correspondre à une structure de couche-tard, avec des rythmes de température et hormonaux retardés par rapport à la normale. Mieux vaut pour un comédien être spontanément couche-tard, puisqu'il est appelé, quand il joue – en tout cas au théâtre –, à se coucher systématiquement après minuit. On note d'ailleurs que les loisirs culturels (théâtre, opéras, ballets, concerts) sont proposés le soir, en dehors des matinées du week-end, et que faire la fête est le plus souvent une activité noctambule. Après tout, il y a une justice : si les lève-tôt sont privilégiés dans le monde du travail, les couche-tard, eux, peuvent apprécier sans paupières lourdes le monde de la nuit !

L'avance de phase est plus rare, mais elle apparaît chez les couche-tôt/lève-tôt, ainsi que chez les petits dormeurs lève-tôt, ceux qui se réveillent après cinq ou six heures de sommeil en s'étant couchés à une heure normale (entre 22 et 23 heures). Certains viennent en consultation de sommeil, se plaignant de se réveiller trop tôt et de souffrir d'insomnie du matin. En réalité, ils ont dormi leur content, mais vivent leur réveil précoce comme une anomalie, parce qu'il a lieu à une heure où il n'y a pas d'activité sociale et où leur conjoint et leurs enfants dorment.

Le phénomène se constate souvent en maison de retraite, où les horaires de l'institution font que les pensionnaires se couchent vers 20 heures, sauf s'ils regardent la télévision, et se réveillent vers 3 ou 4 heures du matin en se plaignant de ne pas dormir de la nuit. En réalité, ils ont eu sept à huit heures de sommeil, ce qui est largement suffisant. Mais les heures semblent longues quand on n'a pas d'activité.

Si nos horloges circadiennes sont réglées sur vingt-quatre heures, il peut arriver que, chez certains, elles prennent du retard, comme cela survient lors d'expériences dans les grottes. C'est un symptôme relativement fréquent chez les aveugles, par défaut de réceptivité à la lumière, mais il existe aussi chez des sujets qui y voient bien. Le symptôme survient également dans le cas de troubles psychiatriques, dont la désynchronisation des horloges circadiennes est un des signes.

En matière de rythme, l'environnement joue un rôle indéniable. On a moins besoin de sommeil en été qu'en hiver, par exemple, mais, comme les changements de saison sont lents, l'organisme s'adapte en douceur. En revanche, les changements brusques sont beaucoup plus difficiles à gérer par l'organisme.

Le jet-lag

Le jet-lag est bien connu des voyageurs transatlantiques. Le mot anglais est au reste plus précis que l'équivalent français « décalage horaire ». Il signifie très littéralement la fatigue due aux voyages en avion. Quand quelqu'un voyage beaucoup, et traverse plus de quatre fuseaux horaires, ce décalage pose un réel problème en cas de déplacement bref. L'organisme est adaptable pourvu qu'on lui laisse le temps de se resynchroniser. Mais quand il s'agit de déplacements professionnels de courte durée, il ne parvient pas à ajuster ses rythmes et on constate une somnolence et des baisses de performances significatives. Cela peut être très fâcheux dans le cadre d'une négociation de contrat commercial. Et l'homme politique qui doit mener des pourparlers délicats alors que son agenda le promène aux quatre coins du globe, comme les ministres des Affaires étrangères du monde entier, se trouve contraint de gérer une fatigue assortie d'une diminution prévisible de la vigilance. Hormis ces troubles, il ne faut pas non plus négliger le fait qu'un décalage horaire important pourrait aggraver certaines affections psychiatriques.

L'inconfort est plus grand lorsqu'on se déplace vers l'est que vers l'ouest. En effet, un voyage vers l'est raccourcit à moins de vingt-quatre heures la période jour-nuit, alors qu'on a vu plus haut que la durée spontanée, telle qu'elle est vécue en isolement, est plus longue. On se couche plus facilement plus tard, quitte à s'écrouler de sommeil, que plus tôt, comme dans le cas de vols vers l'ouest. La récupération est aussi beaucoup plus rapide. Les voyageurs qui vont aux États-Unis savent qu'ils arrivent deux heures plus tard, heure locale (alors que le vol dure huit heures). Il leur faut quatre jours pour s'adapter, alors que le retour sera beaucoup plus pénible. Un voyageur parti de New York un mercredi à 23 heures arrive à Paris le lendemain à midi, heure locale. Même en admettant qu'il ait bien dormi dans l'avion, il est 7 heures du matin à son horloge interne quand il arrive, et il doit se recaler sur une journée dont il a « perdu » cinq heures. Il aura souvent besoin de plusieurs jours pour récupérer dans ce sens. Pour les décalages de plus de huit heures vers l'est, le jet-lag peut être très sévère. Il n'est pas sûr que les touristes qui prennent une semaine de vacances en Extrême-Orient puissent en profiter pleinement, puisque, à peine synchronisé, leur organisme devra s'adapter de nouveau en sens inverse.

Pour pallier les inconvénients du jet-lag, on préconise des stratégies différentes selon la durée du séjour dans le pays d'arrivée. Quand on ne part que deux ou trois jours, mieux vaut dormir au rythme du pays d'origine, puisqu'une adaptation est impossible, et éviter de s'exposer à la lumière vive pendant les heures qui correspondent à la nuit dans le pays d'origine. Il est aussi recommandé d'éviter – autant que faire se peut – de travailler ou d'avoir une compétition sportive entre 2 et 5 heures du matin (heure du pays d'origine). On ne pense pas toujours aux inégalités induites par le décalage horaire lors des compétitions internationales. Ceux qui doivent faire une course d'endurance ou soutenir une épreuve de patinage artistique à l'heure où, d'habitude, ils sont en sommeil lent profond, avec une température corporelle et un débit cardiaque au plus bas, et un taux de mélatonine au plus haut, risquent d'avoir une performance amoindrie. Il faut imaginer le stress auquel est soumis par exemple le footballeur français qui doit aller disputer la finale intercontinentale des clubs champions au stade Maracana, au Brésil. Tout se joue en un seul match. Or il y a un décalage de sept heures entre Paris et Rio. Comment faire pour être au mieux de sa forme en disputant un match à une heure où, normalement, il est en baisse de régime ? Si le match a lieu à 20 heures, heure locale, il est 13 heures pour lui et, même en admettant qu'il soit arrivé deux jours plus tôt, il est en décalage horaire. La seule stratégie est de rester calé à l'heure française, pour le sommeil et les repas, et de s'exposer à la lumière le plus possible juste avant le match.

En revanche, pour un séjour de trois à sept jours, on préconise de se régler dès le départ sur l'heure du pays d'arrivée, de s'exposer à la lumière et de suivre le rythme social environnant, sachant que la gêne sera moins importante chez un sujet jeune que chez un sujet âgé, qui devra tenter de se caler sur une base horaire intermédiaire entre les deux pays. Dans le cas d'un vol vers l'est, on pourra aussi utiliser des hypnotiques à demi-vie courte. Pour les séjours longs, la technique sera la même. Il est particulièrement recommandé de s'exposer à la lumière naturelle. La mélatonine, utilisée aux États-Unis, peut faciliter l'endormissement, donc être utile dans les voyages vers l'est. La photothérapie, c'est-à-dire l'exposition à une lumière artificielle de forte puissance, semble très prometteuse.

Prometteuses aussi, les chambres circadiennes aménagées dans certains hôtels, où l'on peut vivre dans son cocon temporel, isolé du bruit et de la lumière, avec une température réglable, un room service fonctionnant vingt-quatre heures sur vingt-quatre et, à portée de main, des lunettes noires et une visière équipée d'un dispositif fournissant de la lumière vive. En attendant la généralisation de ces hôtels, pour l'instant encore très exclusifs, les mesures de base telles que les stratégies de sommeil, l'exposition à la lumière et l'utilisation modérée de café suffisent à pallier de façon assez satisfaisante les inconforts dus au jet-lag.

TRAVAIL FRACTIONNÉ, TRAVAIL ALTERNANT

Les voyageurs intercontinentaux ne sont pas les seuls à subir des décalages importants dans leur rythme d'activité. Beaucoup plus de gens que l'on ne croit ont un travail de nuit, alternant ou fractionné. On pense aux trois huit, mais moins spontanément à tous ces gens qui entretiennent les routes, les voies ferrées, les avions, et qui travaillent de nuit, car c'est à ce moment-là que le trafic est le plus réduit ; ni aux chercheurs qui mènent des expériences nécessitant certains gestes ou manipulations toutes les deux ou trois heures ; ni aux paysans qui s'occupent du ramassage des volailles chaque nuit, ramassage dont les heures varient en fonction des saisons... Ces contraintes n'existaient pas avant la révolution industrielle. Elles sont un fait de société, industrielle et contemporaine, une société qui ne respecte plus la nuit, même pour faire la guerre. Voilà près de deux siècles qu'on tient de moins en moins compte des rythmes naturels. Pourtant, Dieu avait donné l'exemple en séparant le jour de la nuit, en travaillant six jours et en se reposant le septième. On constate aujourd'hui une évolution vers l'anarchie des rythmes éveil/sommeil pendant le travail. Les agriculteurs, qui autrefois vivaient en étroite symbiose avec le rythme du soleil et celui des saisons ont des activités de plus en plus irrégulières. Ils travaillent parfois vingt heures sur vingt-quatre pendant cinq jours d'affilée, puis fonctionnent au ralenti pendant trois semaines, ce qui engendre des troubles du rythme, au même titre que ceux qu'on enregistre dans le travail posté ou le travail alternant (les trois huit).

Si les rythmes de travail sont le plus souvent réguliers, et si les horaires de bureau concernent environ les deux tiers des salariés, il faut tenir compte du fait que le travail régulier peut être nocturne et que le tiers restant travaille selon des rythmes cycliques (variations sur quatre, cinq, six semaines ou plus) ou du travail alternant (variabilités d'horaires d'une semaine sur deux par exemple). Et il faut aussi tenir compte de toutes les catégories de travailleurs non salariés (commerçants, artistes, travailleurs à la pige, saisonniers, etc.).

Le travail le plus perturbant est le travail alternant, c'est-à-dire organisé de façon que les salariés se succèdent sur le même poste de travail, pendant des périodes de huit heures environ, appelées factions. Les horaires ne sont pas fixes, à la différence de ceux du travail posté. Le travail alternant permet d'utiliser à plein les installations. Il se pratique dans des secteurs aussi variés que la métallurgie, le textile, les transports, les industries chimiques, l'agroalimentaire, ainsi que dans les entreprises publiques telles que la SNCF, la poste ou les hôpitaux.

La rançon de ce type de travail, c'est l'apparition de troubles du rythme dans de très nombreux cas, puisque les horaires des repas et de sommeil sont décalés. Mais ces décalages n'ont pas le même coût selon les factions. Il y a en gros trois factions avec des variables, selon les secteurs et les entreprises, mais, globalement, on distingue la faction de nuit, celle du matin et celle de l'après-midi (par exemple trois factions de 20 heures à 4 heures, 4 heures à 12 heures et de 12 heures à 20 heures). La rotation entre elles peut être longue et se faire sur une période de cinq jours avant de passer à la faction suivante, après un repos de deux jours. Alternativement, le travailleur peut choisir une rotation courte, qui implique un changement de faction tous les deux ou trois jours, sur un cycle de six ou sept jours, avec deux jours de repos. Les médecins du travail préconisent ce type de rotation, car l'organisme n'a pas le temps de s'adapter, donc de se déphaser et réagit comme dans le cas d'un jet-lag de courte durée. Ce système n'a pourtant pas la faveur des travailleurs, car ils utilisent l'un de leurs deux jours à dormir pour récupérer et ont l'impression de ne plus avoir de loisirs et de passer leur vie à travailler.

Avec une rotation longue, l'organisme s'adapte progressivement, puis change de rythme pendant la période de repos et, de nouveau, lorsque commence la pause suivante.

Contrairement à ce qu'on pourrait penser, la faction la plus difficile à gérer n'est pas celle de la nuit, mais celle du matin, car il faut se lever vers 3 ou 4 heures, donc souvent en sommeil lent – à moins d'être un couche-tôt petit dormeur –, et il est très difficile de se coucher avant 22 heures pour des raisons familiales et sociales. De plus, compte tenu de l'heure précoce du lever, il y a parfois des éveils angoissés la nuit, de peur de ne pas se réveiller à temps et d'être en retard, en retard, en retard...

Quelle que soit la faction et quel que soit le type de rotation choisi, le travail alternant perturbe le rythme circadien et entraîne très souvent, outre de la fatigue, des troubles du sommeil et de la digestion, ainsi que des affections psychosomatiques ou des décompensations psychologiques.

Par ailleurs, le niveau de vigilance au cours du travail est au plus bas entre 3 et 6 heures du matin, avec un temps de latence plus long pour les réactions. Cela implique un accroissement des risques pour la sécurité, du fait de la baisse d'attention. Des accidents majeurs comme ceux des centrales de Tchernobyl ou de Three Mile Island seraient dus non seulement à des dysfonctionnements techniques, mais aussi à des défaillances humaines, en particulier à la somnolence des équipes responsables. Il est donc recommandé aux personnels de faire des pauses pour marcher, parler ou manger, et de maintenir l'attention en éveil, surtout lorsque le travail implique la surveillance de malades ou d'installations dangereuses.

Certes, il y a des avantages au travail alternant, entre autres celui de ne pas avoir les mêmes horaires que tout le monde, de profiter de moments creux, d'éviter les heures d'affluence. Ces « bénéfices » sont les mêmes pour le travail posté de nuit, qui permet notamment de pouvoir se trouver à la maison en même temps que les enfants. C'est une motivation fréquente chez les infirmières de nuit, par exemple. Mais toute médaille a son revers. Le travail de nuit entraîne un raccourcissement du sommeil d'environ deux heures, avec une modification de son architecture : le sommeil lent profond est préservé, mais la durée du sommeil lent léger et du sommeil paradoxal est raccourcie. Or les effets de cette réduction sont sensibles au niveau de l'humeur, souvent irritable, des performances et de la rapidité des réactions. Si les jeunes s'adaptent et récupèrent facilement, cette souplesse diminue avec l'âge, et la fatigue peut grever la qualité de l'éveil. Comment peut-elle être équilibrée et sereine, la femme qui travaille de nuit, rentre à 6 heures chez elle, voit les enfants partir à l'école et doit concilier les exigences de sa vie professionnelle avec le rythme de ses enfants scolarisés ? Qu'en est-il quand un bébé arrive ? Pourra-t-elle le nourrir ? Quelles seront les incidences sur son travail ? sur sa santé physique et psychique ? Et qu'en est-il de sa vie conjugale ? Compte tenu du réseau de contraintes professionnelles et familiales dans lequel elle est prise, comment peut-elle écouter et respecter son propre rythme ? Ce type de situation stressante favorise la naissance des insomnies, troubles anxieux et dépressions. Et le cas est banal. Les exemples masculins abondent aussi. On pourrait prendre un patron de bar, ou de restaurant, et décliner sa journée en essayant de la superposer à celle d'enfants scolarisés et d'une épouse qui aurait un travail régulier. En fait, c'est toute la qualité de vie qui se trouve affectée par des contraintes, professionnelles et autres, incompatibles avec les rythmes biologiques.

Une discordance des rythmes peut entraîner des perturbations variées. Lorsque l'écart vient d'une mauvaise hygiène de vie, d'une situation transitoire, il est facile d'y remédier ou de ruser avec le temps. Mais, dans le cas d'incompatibilités au long cours, il est souhaitable d'élaborer des stratégies préventives ou thérapeutiques pour vivre au mieux avec les contraintes. Car notre rythme biologique est une donnée que nous ne pouvons pas altérer par plus que nous ne pouvons nous arrêter de respirer. Tout au mieux pouvons-nous l'adapter un peu, mais en douceur. En matière de rythme, la violence a toujours un coût, qui ne se traduit pas seulement en numéraire. Il faut être très vigilant pour ne pas se laisser prendre dans une spirale de contraintes qui nous amènerait à malmener nos rythmes et à les traiter par le mépris. Assurément, ils nous le rendraient.

4.

Le sommeil de l'extrême

> « Il faut toujours connaître les limites du possible. Pas pour s'arrêter, mais pour tenter l'impossible dans de meilleures conditions. »
>
> Romain Gary

Jusqu'où peut-on éduquer son sommeil ? Sachant que, lorsqu'on ne dort pas, on finit par présenter de sérieux troubles et que l'absence prolongée de sommeil peut entraîner la mort, comment gérer le manque de sommeil quand l'urgence, le danger, ou certains choix de vie l'imposent ? Comment battre en brèche la somnolence si une vigilance de tous les instants s'impose ? Comment s'adapter à un manque de sommeil à court, moyen ou long terme ? Quelle est la flexibilité de l'organisme ? Quelles en sont les limites ?

Le sommeil des situations extrêmes est riche d'enseignements à cet égard. Il fait la preuve de l'étonnant potentiel d'adaptation du corps humain et permet d'élaborer des stratégies pour gérer au mieux une durée de sommeil insuffisante ou inférieure à celle dont on a besoin en temps normal.

Lorsque l'homme doit affronter les éléments, le froid, le vent, le désert, la mer ou la montagne, par exemple, il se trouve face à des conditions difficiles où une attention sans faille est requise, soit pour battre un record sportif, soit simplement pour survivre. Ces impératifs entrent en conflit avec le besoin de repos. Or le manque de sommeil ou un sommeil de mauvaise qualité rejaillit à son tour sur la qualité de l'éveil et la vigilance.

Le sommeil des marins

Les marins connaissent depuis toujours le rythme des « quarts », qui ressemble à du travail posté ou alternant. Il est notoire que le plus pénible est celui du matin, entre 4 et 8 heures, aussi les membres de l'équipage se reposent-ils en fonction du quart à prendre. Mais ce qui se résout assez facilement dans le cadre d'un travail en équipe, où responsabilités et servitudes sont partagées, devient beaucoup plus complexe si la navigation s'effectue en solitaire.

On a étudié le sommeil d'un de ces navigateurs qui participe à la course du Figaro, grande compétition en quatre étapes de durée variable. Ainsi la première, de l'Espagne à la Vendée, est une étape longue dont la difficulté varie en fonction du vent, puisqu'elle se fait aux allures portantes, en vent arrière. La deuxième va de la Vendée au sud de la Bretagne. Elle est beaucoup plus courte, mais, compte tenu des vents, il faut tirer de nombreux bords. La troisième, la plus difficile techniquement, comporte le contournement de la pointe de la Bretagne, légendaire pour ses écueils et ses courants. Compte tenu du trajet et des vents, il faut naviguer à toutes les allures, du près aux allures portantes. Enfin, la dernière va de la Bretagne nord à l'Irlande et se déroule encore en vent arrière le plus souvent. Pour la traversée de la Manche, il y a de fréquents problèmes de convoi et d'embouteillage, bien qu'on soit en mer, et le marin doit se soucier non seulement du vent, mais des obstacles mouvants que sont les autres bateaux, paquebots, ferries, plaisanciers et autres épaves flottantes. Ces étapes durent d'une journée et demie à quatre jours en moyenne et, pendant leur déroulement, la plupart des navigateurs prévoient de ne pas dormir afin de voir les obstacles et de mettre à profit au mieux les variations des vents. Cependant, avec le temps, ils ont constaté que mieux valait un sommeil fractionné s'ils voulaient avoir une meilleure qualité d'éveil et donc de meilleures performances, car les dangers de la baisse de vigilance en mer peuvent être fatals, ou entraîner des dégâts matériels considérables. Plus d'un bateau très coûteux a été brisé à cause de défaillances dues à la somnolence.

Dans cette perspective, on a enregistré le sommeil physiologique d'un de ces navigateurs solitaires. On a d'abord déterminé s'il s'agissait d'un sujet du matin ou du soir, d'un petit ou d'un gros dormeur, puis on a décidé d'un protocole qui consistait à le mettre expérimentalement en privation de sommeil. On a donc commencé à le faire dormir une heure toutes les quatre heures. Bien entendu, au départ, le navigateur ne réussissait pas à dormir à la demande. Mais, au bout de quelque temps, on enregistrait des compensations. Au bout de deux jours, il récupérait le sommeil lent profond (stades III et IV) et le sommeil paradoxal. En revanche, le stade II tendait à s'amenuiser, voire à disparaître, et l'endormissement (stade I) était très rapide. Au bout de quatre jours, on s'est aperçu que cet homme avait un cycle de sommeil d'une demi-heure au lieu d'une heure trente. On aboutissait donc à un cycle de trente minutes composé de 70 % de sommeil lent profond, de 20 % de sommeil paradoxal et de seulement 10 % (soit trois minutes) de stades I et II.

On a ensuite calculé la proportion de sommeil lent profond et de sommeil paradoxal. Sur une nuit normale de huit heures, il avait besoin d'un quart de sommeil profond et d'un quart de sommeil paradoxal, soit deux heures de chaque. Il avait donc besoin de quatre heures des deux sommeils les plus précieux pour récupérer. Avec huit cycles d'une demi-heure, il bénéficiait de quatre heures de sommeil important. On l'a privé de sommeil, en le faisant se coucher une demi-heure après deux heures et demie d'éveil. On a continué l'expérience quatre jours pour s'apercevoir qu'il évacuait les stades I et II et réussissait à avoir « son compte », certes minimal, mais capital, de sommeil réparateur. En l'occurrence, cette recherche clinique a prouvé son efficacité : le navigateur a si bien réussi à s'adapter qu'en suivant ce rythme il a gagné plusieurs places sur la grande étape de sa traversée. Le lien entre sommeil et performance en mer est une donnée que connaissent bien tous les professionnels, notamment Loïc Perron, qui a déclaré avant une course : « Quand je fais le Figaro, je retourne à l'école. Si je ne m'endors pas au bon moment, je perds des places. »

Bien entendu, cela n'est pas valable en cas de tempête, où il faut une vigilance de tous les instants. Il n'empêche que cette expérience démontre que, dans les cas extrêmes, on peut éduquer son sommeil sans dommage notable pour la santé. On récupère très vite, car, sur quelques jours, il n'y a pas de dette de sommeil.

La bataille avec la mer n'est pas toujours d'aussi courte durée. Certains l'affrontent quotidiennement pour gagner leur vie. C'est le lot de tous les pêcheurs qui, malgré les progrès techniques et l'industrialisation du métier, ont cependant toujours affaire à cet élément vivant qu'est la mer.

Dans le cadre du laboratoire de sommeil, on a étudié le cas d'un de ces marins-pêcheurs. Patron d'un petit bateau, il exerce son activité en Bretagne nord.

Il ne vit que de trois pêches : celle de l'araignée de mer (deux périodes dans l'année), du homard et du tourteau (avril à août) et de la coquille Saint-Jacques (automne, hiver et début du printemps). Cette pêche est extrêmement programmée et réglementée dans le temps. Un contrôle administratif rigoureux en surveille le rythme. Toute transgression est sanctionnée avec sévérité.

Il s'agit donc d'un travail saisonnier. Précisons que le pêcheur ne peut sortir quand les marées sont trop fortes, car il se trouve dans l'impossibilité de relever ses casiers ou ses filets. Ni par grosse tempête, car il ne peut accéder à ses zones de pêche, situées loin des côtes, quand la mer est trop mauvaise. Ce type de pêche, qui s'effectue souvent en zones dangereuses, et de nuit pour le homard, le tourteau et l'araignée, implique une extrême vigilance. Le pêcheur part à 2 heures du matin et prend le chemin du retour vers 10 ou 11 heures en triant le produit de sa pêche. Il rentre au port entre 14 et 15 heures. Après quoi il fait une sieste et, le soir, il se couche à 20 h 30. Le rythme décrit ici est celui d'une journée banale. Il en va autrement les jours de marées difficiles, ou de vents violents. Mais, même en temps ordinaire, cet homme doit faire preuve d'une vigilance sans faille, car il n'a pas le droit à l'erreur : la mer ne pardonne pas. De surcroît, la manipulation des filins peut être extrêmement dangereuse, la moindre maladresse pouvant entraîner un accident grave tel qu'un membre sectionné ou une chute par-dessus bord. Aucun mécanisme informatisé ne surveille son travail. On est là encore devant du sommeil de l'extrême. Cet homme doit rester en éveil douze heures d'affilée, après une nuit de cinq heures. Sa vie personnelle et sa vie de famille sont donc réduites aux quelques heures séparant la fin de sa sieste de son heure de coucher, soit environ trois heures, sauf s'il prend sur son temps de sommeil. Par ailleurs, compte tenu de ses rythmes de travail, il est en avance de phase par rapport au rythme circadien normal, même pour un lève-tôt, puisqu'il doit être vigilant à des heures où, normalement, l'organisme est en repos. Il vit donc comme s'il était dans un fuseau horaire différent de celui où il se trouve en réalité. Ses heures d'activité correspondent à celles de l'émirat d'Oman ou de l'Iran oriental. À ceci près que, contrairement aux voyageurs en décalage horaire, il ne bénéficie pas du rythme de la lumière pour se réveiller.

Il consomme évidemment beaucoup de psychostimulants (café, tabac, alcool) pour rester bien éveillé. Mais l'une des conséquences possibles de cette hypervigilance forcée est la dépression.

Le sommeil en montagne

Si les conditions de vie en mer sont inconfortables, périlleuses et stressantes, il s'ajoute en montagne un autre facteur, celui de l'altitude, qui modifie les échanges gazeux au niveau pulmonaire. Au-dessus de 2 000 mètres, la diminution de l'oxygène ralentit la respiration. À mesure que l'on monte, la pression de l'oxygène diminue, ce qui provoque une diminution de l'oxygène dans les tissus (hypoxie), une ventilation accélérée, des vertiges, de la fatigue, des troubles de la conscience et du sommeil, notamment des apnées, c'est-à-dire des arrêts momentanés de la respiration. C'est donc une sensation de suffocation qui réveille l'alpiniste. D'après les enregistrements, il peut y avoir jusqu'à cent cinquante apnées par heure ! Les électroencéphalogrammes réalisés à plus de 4 000 mètres d'altitude font apparaître de surcroît une diminution nette des stades III et IV du sommeil, c'est-à-dire du sommeil lent profond. Dans ces conditions, le sommeil est d'autant moins reposant qu'il est interrompu par de nombreux éveils, et ce, de façon anxiogène. Mais les éveils permettent d'interrompre la privation grave d'oxygène et sont en fait une espèce de réflexe de survie.

Là encore, grâce à un entraînement rigoureux, l'homme peut mettre au point des stratégies afin de faire face aux conditions de vie en altitude, et l'utilisation de tentes adaptées et de masques permet de pallier certains inconvénients pour des séjours de courte durée. Mais, contrairement au navigateur solitaire qui peut éduquer son sommeil, l'alpiniste ne peut pas changer la teneur en oxygène de l'air qu'il respire. Il doit travailler sur ses seuls rythmes.

Le sommeil des moines

Les sportifs qui relèvent des défis s'entraînent de façon que leur organisme supporte des conditions de vie inhabituelles pendant un temps limité. Mais qu'en est-il de tous ces hommes et de toutes ces femmes qui ont fait le choix de mener une existence austère en communauté et d'obéir à une règle qui structure leurs journées en accordant un temps minimal au sommeil afin de consacrer l'essentiel du temps à la vie spirituelle ? Depuis des siècles, moines et religieuses chrétiens ou bouddhistes ont un rythme de vie qui réserve au sommeil une portion congrue, qu'il soit scandé par les cloches ou les gongs.

Réglé par le Vatican autour des heures de prière, l'horaire des moines et moniales catholiques varie peu. Il est plus ou moins intense, plus ou moins contraignant selon l'ordre. Mais nos cerveaux séculiers doivent bien intégrer le fait que dans la vie monacale n'intervient aucun phénomène perturbateur tel que télévision, sorties, dîners en ville et autres variations du rythme quotidien. Austère, certes, leur vie est, au double sens du terme, régulière. Elle se conforme à la règle d'un ordre, comme celui de saint Benoît ou de saint François d'Assise, et se déroule selon un rythme répété de jour en jour. Certains ordres privilégient la contemplation, d'autres, comme les ordres mendiants, sont plus tournés vers la prédication. Mais tous font vœu de pauvreté, d'abstinence et d'obéissance.

Moines et moniales organisent leur vie autour de trois pôles, la prière, la lecture spirituelle et le travail, qu'il s'agisse par exemple d'une industrie artisanale (iconographie, tissage, fabrication de fromage ou de liqueur) ou d'activités liées aux soins médicaux, à l'enseignement, etc. Outre ce travail, qui leur permet d'assurer leur entretien, les moines s'acquittent également eux-mêmes de services tels que la cuisine, la lessive et le ménage, la comptabilité, la bibliothèque, etc. La communauté se rassemble sept fois par jour, de jour et de nuit, pour chanter la louange de Dieu dans la « prière des heures ».

La journée débute par les laudes, prière du début du jour (entre 6 et 7 heures selon les ordres) suivie d'une messe et du petit déjeuner. Suivent tierce (vers 9 heures), sexte (vers midi), none (entre 14 et 15 heures), vêpres (vers 17 heures) et complies (vers 20 heures), puis, au milieu de la nuit, les vigiles (voir *fig. 3*). Il s'agit bien entendu d'une vie choisie en connaissance de cause, et non subie. Mais les contraintes sont fortes, notamment en matière de sommeil. Deux éléments frappent l'observateur extérieur : la durée du sommeil est réduite au strict minimum, et il est interrompu au milieu de la nuit.

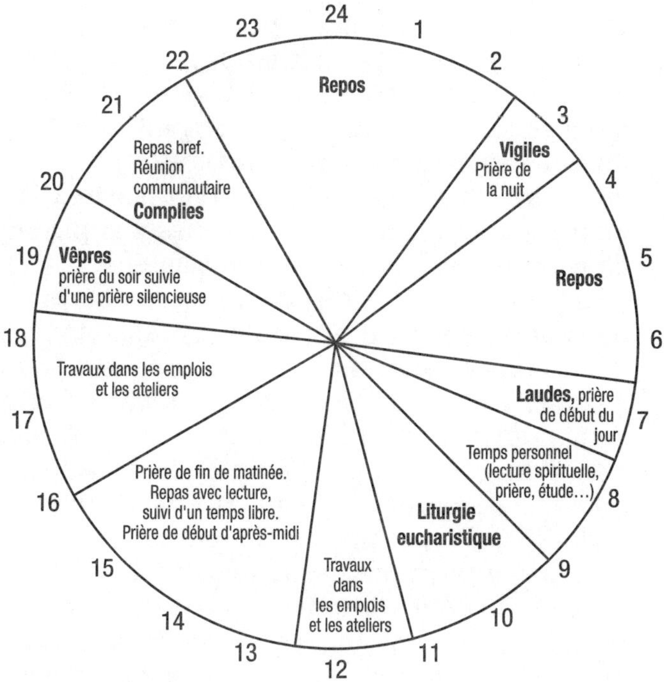

Fig. 3. Schéma d'une journée monacale au monastère de la Pierre-qui-Vire

En latin classique, le mot *vigiles* signifie « veille », « garde de nuit ». Cette prière, long office de nuit qui coupe le sommeil, signifie que les moines ont le rôle de « veilleurs » de la foi tout au long du cycle quotidien. Les statuts du Vatican réglant la vie monacale précisent bien que l'heure du lever des frères est déterminée de telle sorte que l'office garde son caractère nocturne. Il correspond dans la tradition religieuse à deux intentions. D'abord, rester vigilant pour ne pas donner prise à la tentation, car la nuit est considérée comme le moment privilégié du « Prince des Ténèbres », celui où il profite du relâchement du sommeil pour s'insinuer dans la conscience des hommes alors sans défense et les inciter au péché. Ensuite, cet office traduit le désir de poursuivre la prière continuelle tant que le permettent les forces physiques. Il s'agit d'aller jusqu'au bout de sa résistance. Aujourd'hui encore, chez les Coptes d'Égypte, l'office de nuit dure plusieurs heures. En revanche, il y a une certaine flexibilité : les moines entrent et sortent à divers moments, en fonction de leurs besoins physiques et de leurs forces, ou leur état de santé.

Il y a donc là une résistance aux rythmes naturels, puisque le sommeil nocturne est fractionné. Cependant, l'organisation permet une première tranche de sommeil correspondant à trois ou quatre cycles, selon la rapidité de l'endormissement, et une deuxième tranche d'un cycle. Par rapport à du travail posté, la grande différence est la régularité du rythme qui, étant au long cours, permet une adaptation de l'organisme. De plus, la première partie de la nuit, la plus longue, est celle au cours de laquelle survient le sommeil lent profond. Donc il n'y a pas de privation majeure à ce niveau. Le sommeil de fin de nuit est toujours plus léger, qu'il soit ou non interrompu. Et même en l'absence d'enregistrements polysomnographiques, on peut supposer, au vu des schémas de temps de sommeil, que la proportion de sommeil lent et de sommeil paradoxal nécessaire à l'équilibre de l'organisme est malgré tout respectée. Quant au contenu des rêves, rien ne permet de savoir s'il est très différent de ceux des autres dormeurs. Il n'est pas évident que la coupure de la nuit suffise à tenir en respect les désirs rebelles et les expressions de l'inconscient.

Certes, mieux vaut être du matin que du soir pour suivre un tel rythme. Toutefois, dans cette existence astreignante, le stress dû aux pressions du monde est moindre, puisque celui-ci est tenu à distance. On ne peut évidemment pas préjuger des difficultés ou conflits internes, mais les témoignages recueillis expriment le plus souvent la satisfaction d'avoir une vie correspondant aux attentes de départ, et on n'entend aucune plainte sur les rythmes. S'il n'y a pas de place pour le laisser-aller ou le relâchement, la régularité même du rythme monacal permet l'adaptation de l'organisme, qui n'est pas soumis à des perturbations majeures dans la mesure où l'emploi du temps respecte finalement une structure cyclique. De plus, cette structure prévisible, récurrente, a un caractère rassurant au-delà des contraintes fixées depuis des siècles et des siècles. Le vacarme du monde et ses vanités s'arrêtent aux portes des monastères. Si l'on y psalmodie beaucoup, on n'y entend pas les refrains anxiogènes du siècle : « *Time is money* », et « en retard, en retard, en retard... »

En Orient aussi, les moines sont nombreux, mais entre bouddhistes et catholiques, les différences sont considérables. Sans entrer dans les détails de pratiques qui nous entraîneraient trop loin de notre propos, il est frappant de constater que, dans les religions orientales, la méditation et la relaxation sont largement privilégiées par rapport au sommeil proprement dit, dont le temps se réduit à mesure que la pratique de la méditation s'affermit, comme si les unes pouvaient remplacer l'autre. Religion de l'éveil (le Bouddha est aussi appelé l'Éveillé), le bouddhisme invite à adapter, voire à maîtriser le sommeil et le rêve par une forme de relaxation qui se rapproche du « rêve lucide ». D'après le dalaï-lama, « on trouve dans la pratique bouddhiste du yoga du rêve un exercice particulier où le rêveur lucide apprend à être conscient qu'il rêve pendant qu'il rêve dans le seul but de méditer sur différents sujets extrêmement précis [1] ».

Comme dans beaucoup de religions, le songe est considéré avec méfiance et il est hors de question de s'y abandonner. Dans la tradition bouddhiste, la méditation permet de restaurer les forces de façon beaucoup plus économique que le sommeil, auquel on ne consacre qu'un temps très réduit. Le Bouddha, dit-on, ne dormait que une à deux heures par jour.

Il faut cependant être prudent dans un domaine où le vocabulaire prête à confusion au départ, puisque le mot éveil ne signifie pas la même chose pour un bouddhiste et pour un Occidental. Il est du côté du cognitif pour l'Oriental, alors que, pour l'Occidental, il désigne un état physiologique. Par ailleurs, les pratiques de méditation peuvent englober certains stades intermédiaires de l'endormissement, tels que le rêve lucide, voire le sommeil stade I. Le travail de relaxation et certains exercices de respiration ont pour effet de contrôler le rythme cardiaque, de le ralentir et de faire baisser la tension artérielle. Ainsi, certaines fonctions végétatives sont ralenties, ce qui favorise indubitablement le sommeil.

Si la nécessité du temps de repos est admise et respectée dans la vie religieuse, en Orient comme en Occident, la durée du sommeil est limitée. En revanche, il y a recherche de la paix intérieure et mise à distance du monde, de ses exigences et de son tumulte. En éliminant le stress, réduit-on le besoin de sommeil ?

Bien que les impératifs du corps soient reconnus, ils n'en passent pas moins après ceux de la vie spirituelle et ne sont satisfaits que pour éviter qu'ils ne fassent obstacle à l'épanouissement de celle-ci. De surcroît, dans la démarche d'abnégation et de travail sur soi qu'implique toute vie religieuse, le corps est considéré comme un moyen. On n'en est certes plus à l'époque de la haire et de la discipline, ni des macérations auto-infligées, mais un inconfort tel que le manque de sommeil peut être considéré comme le signe d'une victoire de l'esprit sur la matière.

Dans la poursuite de tout idéal, qu'il s'agisse de la satisfaction d'une passion, d'un record à battre, ou d'une vocation religieuse, il y a une dimension de dépassement qui pousse l'individu à tendre tous ses efforts, toute son énergie pour atteindre son désir. Les besoins de l'organisme sont alors subordonnés à l'objectif final. En ce sens, le sommeil de l'extrême permet de mieux cerner les limites du besoin de sommeil et de tester le pouvoir d'autoéducation de l'homme et ses capacités d'adaptation.

5.

Les insomnies primaires

> « Une insomnie m'attend, de la largeur des astres,
> Et un bâillement vain de la taille du monde.
> Je ne dors pas ; je ne peux pas lire quand je me
> réveille la nuit,
> Je ne peux pas penser quand je me réveille la nuit –
> Mon Dieu, je ne peux même pas rêver quand je me
> réveille la nuit ! »
>
> Fernando Pessoa (alias Alvaro de Campos),
> *Insomnie*

Nombre d'insomniaques se reconnaîtront dans ce poème où Pessoa décrit le calvaire de celui qui ne dort pas et qui, au fil des minutes, puis des heures, arrive aux limites de sa tolérance. Comme dans un miroir déformant, les contours du temps, de l'espace et du moi se brouillent. Le temps de l'insomnie, tel celui des douleurs dites exquises, paraît se figer pour l'éternité tandis que la victime, en proie à un vertigineux sentiment d'impuissance, remâche des pensées lugubres sur fond d'angoisse plus ou moins flottante. Ressassement, perte du sens des proportions, morbidité et anxiété, telles sont les composantes classiques du vécu insomniaque.

Pourtant, être bien au chaud au fond de son lit pourrait paraître un sort enviable. Ainsi que profiter d'heures d'éveil supplémentaires. Mais les idées qui tournent dans la tête de celui qui ne dort pas sont plus noires que roses, et la veille prolongée, loin d'être perçue comme un moment de détente privilégié, un cadeau de temps à savourer, devient bientôt inconfortable, voire intolérable. Un énoncé aussi simple que « Je ne dors pas » n'est pas seulement le constat d'une absence de sommeil, mais l'expression d'un désagrément. Il traduit succinctement l'insatisfaction d'un être mécontent de son sommeil, mécontent de son éveil et convaincu qu'il se sentirait mieux et serait plus performant s'il réussissait à dormir. Toutefois, chez le médecin généraliste, il est rare que cette plainte soit émise en premier. Au contraire, c'est en général le dernier trouble décliné. Il est fréquent que ce soit en fin de consultation, alors que le patient se rhabille et que le médecin rédige l'ordonnance qu'il entend : « À propos, docteur, j'ai oublié de vous dire, je dors mal, pourriez-vous me donner quelque chose pour dormir ? »

De toutes les plaintes portant sur le sommeil, celle de l'insomnie est la plus fréquente. On estime qu'environ le quart de la population adulte se trouve face à un problème d'insomnie, passagère ou chronique. La proportion de femmes est double et le nombre des insomniaques croît avec l'âge, comme la consommation d'hypnotiques d'ailleurs. En France, une enquête portant sur un échantillon représentatif de la population adulte a révélé que 25 % des personnes interrogées se plaignaient d'insomnies et que 10 % – dont des enfants – prenaient des hypnotiques [1].

Les personnes souffrant d'insomnies ont plus souvent des problèmes de santé (88 % contre 33 % chez les bons dormeurs) et sont plus souvent hospitalisées. L'insomnie a également une incidence sur les performances dans le travail. Quant au taux d'absentéisme, il est deux à trois fois plus élevé chez les insomniaques que chez les dormeurs normaux. Par ailleurs, dans le cas d'insomnie prolongée, le risque de dépression majeure est également plus élevé. Il est difficile de chiffrer de façon précise le coût annuel de l'insomnie à cause du caractère hétérogène de ce trouble, souvent associé à diverses pathologies, mais les dépenses qui en découlent sont considérables et ne se chiffrent pas seulement en argent.

Les inventaires des troubles du sommeil sont encore relativement récents. Ils ont fait leur apparition dans le DSM[2], recensement des troubles psychiatriques, il y a une quinzaine d'années. Ils se déclinent également dans l'ICSD[3], classification internationale des troubles du sommeil. Ces classifications présentent le grand avantage de permettre un langage international commun. Elles ont toutefois leurs limites, car loin d'être du seul ressort de la psychiatrie, le sommeil déborde largement sur la médecine interne et la neurologie, par exemple. Les confrontations cliniques ou anatomo-cliniques entre internistes, psychiatres et neurologues, qui coopèrent pour analyser certains troubles, sont toujours très fécondes. Il faut espérer voir s'instaurer une approche pluridisciplinaire correspondant à une plus grande ouverture d'esprit afin de dépasser les clivages engendrés par les outils de recensement actuels.

La classification internationale des troubles du sommeil distingue les insomnies dont la cause paraît interne (insomnies intrinsèques), celles dont la cause paraît extérieure (insomnies extrinsèques), et celles qui sont associées à des troubles psychiatriques, neurologiques ou somatiques.

Dans les consultations de médecine du sommeil, où l'on voit des patients de tous les horizons, on distingue à l'intérieur de ces grandes catégories plusieurs sous-groupes, en fonction de la nature des troubles décrits. Les insomnies intrinsèques recouvrent notamment les insomnies primaires : psychophysiologique, idiopathique, et l'insomnie résultant d'une mauvaise perception du sommeil. Parmi les extrinsèques, on rangera le syndrome des jambes sans repos, certaines apnées du sommeil, les insomnies organiques et pharmacologiques. Quant aux insomnies secondaires psychiatriques, extrinsèques elles aussi, elles regroupent essentiellement celles qui surviennent chez des patients souffrant de troubles divers (troubles de l'humeur, de la personnalité, troubles anxieux ou autres).

VÉCU INSOMNIAQUE ET DONNÉES OBJECTIVES

Il y a donc une véritable constellation d'insomnies à l'intérieur même des troubles du sommeil. Avant de les décrire en détail, deux points méritent d'être soulignés. D'abord il n'y a pas toujours coïncidence entre les aspects objectifs du sommeil tels qu'ils apparaissent au terme d'enregistrements et mesures divers et la perception du sommeil par le dormeur. Ensuite, chez les insomniaques, tout se passe comme si les processus d'éveil tenaient en respect ceux du sommeil dans ce continuum veille-sommeil dont nous avons déjà parlé, et comme s'il y avait une hyperactivité de l'éveil.

L'insomniaque se plaint d'abord d'un sommeil discontinu. Finies, les belles nuits de sommeil ininterrompu dans lequel on plonge peu après avoir posé la tête sur l'oreiller ; l'endormissement est plus long et les éveils mémorisés au cours de la nuit plus longs aussi, et beaucoup plus fréquents. Ce n'est pas tant la durée moyenne du sommeil qui diffère que sa microstructure. Entre bons et mauvais dormeurs, l'écart de durée moyenne du sommeil n'est que de trente-cinq minutes environ, et si son architecture globale ne se modifie guère, le déficit s'opère au détriment du sommeil lent profond, dont la durée est amoindrie. Par ailleurs, les électroencéphalogrammes montrent qu'en période d'endormissement les fréquences sont plus rapides chez l'insomniaque par rapport au bon dormeur. En stade II, on note une diminution de la densité des fuseaux, comme si l'éveil résistait à l'action des mécanismes qui induisent le sommeil et le protègent.

Alors que chez les bons dormeurs on note une baisse de l'activité physiologique, certaines études rapportent une température centrale un peu plus élevée sur vingt-quatre heures chez les insomniaques, et une baisse thermique moins importante en cours de nuit. On note aussi une légère augmentation de la fréquence cardiaque et de la sécrétion de cortisol, ainsi qu'une consommation d'oxygène plus élevée.

À ces éléments objectifs s'ajoute le fait que l'insomniaque ne perçoit pas le sommeil de la même façon que le bon dormeur. Il déclarera en toute bonne foi : « Je n'ai pas fermé l'œil de la nuit. Impossible d'arriver à m'endormir. » Or l'examen révèle que quatre insomniaques sur cinq surestiment très largement le temps qu'ils ont mis à s'endormir, comme s'il y avait une véritable distorsion de celui-ci. Ils semblent avoir du mal à repérer la frontière entre veille et sommeil, ressentent leur sommeil paradoxal comme du sommeil léger et s'y réveillent souvent. Quant au stade II, qui occupe la moitié de la nuit, ils le prennent pour de l'éveil. La dimension subjective est déterminante, car parfois, à l'enregistrement, on constate sept heures de sommeil chez quelqu'un qui déclare ne pas dormir. La durée du sommeil compte moins que la perception qu'en a le dormeur qui, selon les cas, se plaint de difficultés d'endormissement, d'éveils nocturnes plus ou moins fréquents, de réveil précoce ou d'un sommeil très variable d'une nuit sur l'autre. Cette altération dans le ressenti du sommeil est une donnée capitale dans la compréhension de l'insomnie. Si certains patients évaluent celle-ci avec exactitude et acuité, d'autres perçoivent mal leur sommeil à double titre : ils ne se rendent pas compte qu'ils dorment, et ne savent pas estimer le temps passé à dormir. Leur « je n'ai pas fermé l'œil » est totalement honnête, mais erroné, car il renvoie à des faits inexacts. En l'absence de mesures objectives, il est difficile, voire impossible, de faire la distinction entre un énoncé véridique et un énoncé mensonger. C'est le principe même de la fiction. En matière d'insomnie, comme en matière de roman, il y a brouillage des repères. Cependant, la bonne foi de l'insomniaque et sa détresse ne peuvent être mises en cause un seul instant.

Ces mauvais dormeurs disent que leur sommeil ne les repose pas, qu'il n'est pas réparateur. On devrait donc s'attendre à ce qu'ils présentent tous une somnolence plus ou moins marquée dans la journée. Or ce n'est pas toujours le cas, bien au contraire. Les tests font apparaître trois catégories de patients : ceux qui sont plus éveillés que la normale, ceux qui n'ont aucun trouble le jour et ceux qui sont somnolents.

On mesure la somnolence par un test approprié, le Test itératif de latence d'endormissement (TILE) : placé dans une chambre obscure au laboratoire de sommeil, le patient est invité à s'endormir cinq fois dans la journée pendant vingt minutes. On mesure le temps qu'il lui faut pour cela. Ceux qui s'endorment en moins de dix minutes souffrent de somnolence excessive. On peut aussi compléter ce test par des questionnaires, comme l'échelle de somnolence d'Epworth[4]. Globalement, les insomniaques n'ont pas une somnolence supérieure à celle de la moyenne des gens. On a même constaté qu'il y avait parfois une corrélation inversée et que les insomniaques qui avaient le moins dormi au cours de la nuit précédant le test étaient ceux qui avaient le moins d'endormissements. Leur hypervigilance paraît augmentée de jour comme de nuit. Sur dix patients testés, sept à huit sur dix présentent par rapport aux témoins une somnolence normale ou moindre.

On ne sera donc pas étonné d'apprendre que les réflexes psychomoteurs eux non plus ne sont guère affectés par l'insomnie, au contraire de ce qui se passe en cas de privation de sommeil. Un professeur insomniaque réussira à faire ses cours non seulement sans s'endormir, mais sans bégayer, sans se tromper dans ses démonstrations et sans oublier ce qu'il avait à dire. L'insomnie ne paraît affecter que très peu les capacités d'attention. Mais les capacités cognitives, telles que la mémorisation, par exemple, notamment à long terme, sont plus facilement perturbées. Il semblerait donc que les insomniaques souffrant de troubles de maintien du sommeil soient les plus performants en matière d'attention. Le manque de sommeil engendre chez eux des réactions différentes de celles des sujets témoins. Les perturbations diurnes dont ils souffrent ne sont pas la simple conséquence d'un manque de sommeil, mais l'une des composantes d'un tableau clinique beaucoup plus complexe, surtout dans le cas d'insomnies chroniques, ou d'insomnies associées à des troubles psychiatriques ou à des atteintes organiques cérébrales.

En bref, qui dit insomnie ne dit pas automatiquement pathologie. Soyons clairs sur ce point : l'insomnie chronique n'est pas nécessairement liée à une structure psychopathologique. En revanche, une affection psychopathologique est le plus souvent liée à une perturbation plus ou moins grave du sommeil. L'insomnie peut être la cause ou la conséquence du trouble psychologique. Donc, certaines perturbations constatées chez les insomniaques le seront aussi, et plus nettement, chez certains patients psychiatriques.

En l'occurrence, il faut se garder des syllogismes abusifs : on peut constater des excès des processus d'éveil chez les insomniaques ainsi que chez certains schizophrènes. Cela ne signifie pas pour autant que ces insomniaques-là sont schizophrènes ! Mais les schizophrènes, eux, présentent souvent des troubles de l'éveil et du sommeil. Il faut toutefois faire la part des éventuelles actions des médicaments, psychotropes notamment, chez ces patients.

Des systèmes d'éveil trop performants peuvent se mettre en place à la suite de facteurs liés à l'environnement, donc externes. Rien de plus banal que d'être réveillé par la lumière. Un dormeur sensible a un sommeil perturbé si on le met dans une chambre privée de rideaux, ou si, à la suite d'un déménagement, par exemple, il se trouve dans un environnement bruyant la nuit. Une activation psychique excessive peut aussi engendrer un hyperéveil : excitation intellectuelle ou cognitive, comme lorsqu'on cherche la réponse à une question. Il n'y a rien de pathologique à essayer de se souvenir où on a rangé tel document dont on aura besoin le lendemain matin, quels étaient les termes exacts d'une phrase qui a blessé ou enchanté, ou à poursuivre son raisonnement si l'on est en train de résoudre un problème sur lequel on a buté toute la journée. Chacun connaît cet état d'hyperéveil à l'occasion. Mais, dans le cas de l'insomniaque, il est installé et récurrent. Tout se passe comme si l'éveil, trop actif, refusait de céder la place aux mécanismes du sommeil et les mettait en échec. Sur un cycle de vingt-quatre heures, cet hyperéveil, qui se traduit, on l'a vu, par une température centrale et une consommation d'oxygène plus élevées que la normale, va de pair avec l'absence de somnolence, la diminution du temps de sommeil par rapport à la veille, l'augmentation des éveils en cours de nuit et un réveil précoce.

Au maintien d'activité des réseaux de l'éveil

s'ajoute un autre mécanisme, l'insuffisance du système anti-éveil, autrement dit l'ensemble des mécanismes provoquant le sommeil. On sait que celui-ci se prépare pendant la journée. « L'induction et le maintien du sommeil nécessitent l'arrêt des stimulations externes ou internes activant les réseaux de l'éveil et la mise en route d'un mécanisme particulier généré par l'éveil lui-même, le système anti-éveil venant à son tour bloquer les réseaux de l'éveil, et provoquant l'endormissement[5]. »

Autrement dit, tout se passe comme si un rythme biologique prenait le pas sur un autre. Celui de la température est en relation avec la vigilance, on l'a vu. Normalement, l'endormissement a lieu lors de la phase descendante de la courbe de température, et le réveil en phase ascendante. L'avance de phase et celle du rythme de la température pourraient s'associer à l'hyperéveil. Ainsi, les modifications circadiennes interviendraient-elles de façon déterminante dans la transformation des insomnies réactionnelles en insomnies chroniques. Deux facteurs peuvent se conjuguer : d'un côté, des conditions défavorables au sommeil, telles que des stimulations incompatibles avec l'endormissement ou le maintien du sommeil (trop de bruit ou de lumière) et une modification des heures consacrées au sommeil (lorsqu'il y a changement des horaires de travail, par exemple) ; de l'autre, une agitation physique ou psychique peu propice au sommeil. Quand on se dit qu'on ne va sûrement pas dormir, l'appréhension ne facilite pas la détente propice à l'endormissement. Cette constellation de facteurs négatifs crée un état de vulnérabilité susceptible de modifier le rapport avec les rythmes biologiques et de provoquer des décalages entre les divers rythmes circadiens, comme entre celui de la température et celui du rythme veille-sommeil, par exemple. Cela retentit sur la durée du sommeil, qui s'en trouve diminuée, de sorte que le sujet ne parvient plus à satisfaire son besoin de dormir.

Si l'insomnie isolée n'a rien que de très anodin, l'insomnie occasionnelle, elle, est toujours susceptible de s'installer. Il faut donc être vigilant pour éviter que nos rythmes ne l'enregistrent. Ces insomnies présentent un risque de récidive et peuvent se transformer en insomnie chronique, notamment lorsque des hypnotiques sont consommés trop longtemps, ce qui entraîne un phénomène de dépendance et une baisse du contraste entre l'éveil et le sommeil.

L'insomnie passagère

Rien de plus banal que d'avoir parfois du mal à dormir. Une mauvaise nuit de temps à autre n'est que le degré zéro de l'insomnie. L'insomnie passagère, qui dure quelques nuits, l'insomnie brève de quelques semaines sont en général réactionnelles, fruits d'un événement stressant ou douloureux, ou de certaines situations facilement repérables, qui provoquent ce que l'on appelle familièrement le petit vélo dans la tête, cette sorte d'excitation qui maintient l'état de vigilance. L'appréhension, la souffrance, physique ou mentale, parfois l'anticipation d'un événement heureux peuvent empêcher de dormir. Lorsque la cause de l'insomnie disparaît ou qu'il y a adaptation à la situation nouvelle, le trouble cesse sans que le manque de sommeil ait eu d'autres conséquences néfastes sur la santé que d'éventuelles somnolences au cours de la journée. Ce type d'insomnie peut justifier la prescription d'un hypnotique à petite dose et pendant une période minimale.

En situation d'insomnie passagère, nous constatons la difficulté, voire l'impossibilité où nous nous trouvons de faire cesser un état d'éveil qui perdure malgré la fatigue physique ou mentale. Mr. Pickwick, pourtant excellent dormeur et enclin au petit somme occasionnel, en fait lui aussi l'expérience. Dickens décrit l'épisode avec une précision qui lui confère un caractère exemplaire.

Après deux journées extrêmement agitées, où Mr. Pickwick déploie une activité physique et mentale inhabituelle, il se rend dans un paisible petit village pour convaincre un de ses amis, victime d'un chagrin d'amour et habité par des idées suicidaires, de ne pas renoncer à la vie. Les retrouvailles ont lieu dans une vieille auberge décorée de gravures fantastiques et inquiétantes. Après le dîner, Mr. Pickwick emmène son ami prendre l'air, et la conversation se déroule dans le cadre lourd de connotations morbides du cimetière voisin. En rentrant, les deux compères découvrent fortuitement une pierre très ancienne portant une mystérieuse inscription, qui excite au plus haut point la curiosité de Mr. Pickwick et comble ses ambitions d'amateur éclairé d'antiquités nationales. Après quoi, il regagne l'auberge où, entouré de ses amis, il passe la soirée à fêter l'événement. Voilà donc les circonstances qui précèdent l'insomnie décrite ici.

> « Il était plus de onze heures – heure tardive pour le petit village de Cobham – lorsque Mr. Pickwick se retira dans la chambre qui lui avait été préparée. Il ouvrit largement la fenêtre à losanges et, posant sa lampe sur la table, se laissa aller à méditer sur la cascade d'événements des deux jours précédents.
>
> L'heure et le lieu étaient favorables à l'humeur contemplative. Mr. Pickwick fut tiré de ses réflexions par l'horloge de l'église qui sonna douze coups. Le premier résonna solennellement à son oreille, mais lorsque la cloche s'arrêta, le silence parut insupportable. Mr. Pickwick eut presque l'impression d'avoir perdu un compagnon. Il se sentait inquiet et agité. Après s'être dévêtu à la hâte et avoir placé sa lampe dans la cheminée, il se mit au lit.

Tout le monde connaît ce fâcheux état d'esprit où une sensation de lassitude physique lutte en vain contre une incapacité à dormir. C'était la condition où se trouvait pour l'heure Mr. Pickwick ; il se tourna d'un côté, puis de l'autre, ferma les yeux obstinément, comme pour se persuader de s'assoupir. En vain. Était-ce l'effet des efforts physiques inaccoutumés qu'il avait dû fournir, de la chaleur, de la fine à l'eau ou du lit dont il n'avait pas l'habitude ? Quoi qu'il en fût, ses pensées retournaient de pénible façon vers les images inquiétantes de la salle du bas, et les vieilles histoires qu'elles avaient suscitées au cours de la soirée. Après s'être agité pendant une demi-heure, il en arriva à la conclusion contrariante qu'il était inutile d'essayer de dormir. Il se leva donc et passa quelques vêtements. Tout, se dit-il, plutôt que rester couché là à imaginer toutes sortes d'horreurs. Il regarda par la fenêtre : il faisait très sombre. Il arpenta la pièce : il y était très seul. Après quelques allées et venues de la porte à la fenêtre et de la fenêtre à la porte, il se souvint pour la première fois du manuscrit que lui avait remis le pasteur. C'était une bonne idée que de le lire. S'il ne réussissait pas à l'intéresser, il l'endormirait peut-être.

[...]

La chandelle de Mr. Pickwick expirait juste sur son support lorsqu'il termina la lecture du manuscrit du vieux pasteur ; et quand la lumière s'éteignit brusquement, sans avoir trembloté au préalable, il en sursauta tant son excitation était grande. Il se débarrassa prestement des vêtements qu'il avait mis en se levant du lit où il ne trouvait pas le sommeil et, jetant autour de lui un regard craintif, il se glissa de nouveau à la hâte entre les draps, où il ne tarda pas à s'endormir profondément.

Quand il se réveilla, un éclatant soleil inondait sa chambre et la matinée était déjà très avancée. La tristesse qui l'avait oppressé la veille s'était évanouie avec les ombres ténébreuses qui enveloppaient le paysage de leur linceul. Ses pensées et son humeur étaient aussi légères et joyeuses que le paysage lui-même[6]. »

Il ne s'agit certes pas d'une description clinique. Pourtant, au-delà du ton humoristique, les différentes phases de l'insomnie sont évoquées avec une précision remarquable. On nous dépeint d'abord le contexte, qui serait qualifié aujourd'hui de stressant. Pendant deux jours, Mr. Pickwick a dû vivre à un rythme beaucoup plus rapide qu'à son habitude et a éprouvé des émotions beaucoup plus violentes, même si certaines d'entre elles, comme la découverte de la pierre, étaient agréables. Le contexte silencieux favorise l'émergence des préoccupations. Dans le moment de calme qui lui est offert, il repense aux événements récents et se met à ressasser, se laissant si bien absorber par son monde intérieur que l'intrusion du monde extérieur, sous la forme de la cloche, le dérange.

L'accent est mis ensuite sur les symptômes de l'insomnie proprement dite : divorce entre la lassitude physique et l'excitation mentale, et angoisse diffuse due à la solitude et aux images désagréables encore amplifiées par la nuit (les gravures vues dans la salle du bas prennent brusquement une coloration alarmante). Le narrateur émet quelques hypothèses de bon sens sur les causes possibles de l'insomnie : la fatigue, l'effet de l'alcool, le lit étranger. Mais ce qui est le plus intéressant, c'est la réaction spontanée de Pickwick, qui fait exactement ce qui est préconisé en pareil cas : ne pas insister, se lever pour privilégier un éveil complet et se concentrer sur d'autres sujets afin de faire échec au ressassement des soucis personnels. Le récit qu'il lit n'a rien d'amusant, mais la détresse de celui qui l'a écrit le distrait de ses soucis et le débranche, en quelque sorte, de ses propres obsessions. D'ailleurs, lorsque la chandelle s'éteint, Pickwick a une réaction de surprise aussi vive que lorsqu'il avait entendu le premier coup de minuit. Si cette fois le problème qui lui emplit l'esprit ne le concerne pas, sa concentration est aussi intense que celle qu'avaient provoquée ses inquiétudes propres.

La thérapeutique de Mr. Pickwick est efficace, puisqu'il trouve le sommeil et dort son content. L'opposition entre la nuit génératrice d'angoisses et la lumière bénéfique est très fermement soulignée à la fin de l'épisode. Pickwick se méfie des ténèbres où les contours des idées deviennent flous, où l'imagination prend le dessus et où les fantasmes déforment la réalité. « Tout, dit-il, plutôt que rester couché là à IMAGINER toutes sortes d'horreurs. » Conscient du caractère déraisonnable de son angoisse au moment où même elle l'étreint, il garde un recul qui l'empêche de se laisser happer par les mécanismes obsessionnels.

On note aussi que l'insomnie ne donne pas lieu à une plainte. Occurence isolée, elle est considérée par Pickwick comme un épisode normal, désagréable, mais banal. « Tout le monde a connu ce fâcheux état d'esprit », commente Dickens. L'angoisse diffuse peut engendrer l'insomnie, mais l'insomnie n'engendre pas d'angoisse chez Pickwick, et il n'entre pas dans le cercle vicieux. En regardant sa peur, il l'apprivoise et l'empêche de prendre des proportions qu'il ne pourrait plus maîtriser. Pour lui, l'insomnie n'est qu'un incident de parcours. Puisque l'esprit résiste, ce temps qui normalement devrait être consacré au sommeil est occupé à une activité de veille. Il n'y a pas de perte dans l'économie de Pickwick, qui sait exploiter avec bonheur chaque incident de sa vie, mais un état d'esprit curieux, voire ludique, capable de transformer un moment qui pourrait être déplaisant en occasion de lecture instructive : bel exemple d'adaptation.

L'INSOMNIE PSYCHOPHYSIOLOGIQUE

À la différence de Mr. Pickwick, l'insomniaque avéré, patenté, celui qui persiste et signe est rarement un homme heureux. Il ne souffre pourtant d'aucun autre trouble par ailleurs, si ce n'est d'un éveil si prépondérant qu'il en annihile les velléités de sommeil nuit après nuit. L'insomnie chronique primaire, puisque c'est ainsi qu'on désigne ce type de trouble, est un symptôme isolé, qui n'est dû à aucune affection d'ordre somatique, médical ou psychiatrique. Le terme chronique s'applique lorsque la personne ne parvient pas à dormir pendant trois ou quatre nuits par semaine, voire plus, depuis plusieurs mois au moins. Le trouble n'est pas toujours soigné à son apparition, et de nombreux patients viennent consulter alors qu'ils souffrent depuis dix, quinze, voire vingt ans. Le manque de sommeil s'accompagne d'un inconfort au cours de l'éveil. Il y a donc non seulement mauvais sommeil et mauvais éveil, mais, de surcroît, interprétation négative. Les deux états sont perçus comme également insatisfaisants. On constate une diminution du sommeil lent profond chez ces gens, qui disent par ailleurs ne pas faire de rêves, ou ne s'en souviennent que très rarement. Ils estiment aussi avoir un éveil de qualité médiocre. Après une mauvaise nuit, ils se sentent mal armés pour affronter la journée, se plaignent de fatigue physique et psychique, de mauvaise humeur, de difficultés à se concentrer, de somnolence plus ou moins marquée. Même s'ils s'étendent au cours de la journée pour tenter de faire une sieste, ils ne parviennent pas à s'endormir. À l'approche de la nuit, ils craignent de ne pas trouver le sommeil, malgré leur lassitude. Ces troubles engendrent, puis entretiennent, une anxiété à propos de l'aptitude à dormir. De plus, ces mauvais dormeurs craignent les retombées du manque de sommeil sur leur santé ainsi que sur leur travail et leurs relations avec autrui. Il y a donc une véritable obsession du sommeil qui nourrit l'insomnie. Celle-ci peut être aussi aggravée par la consommation d'hypnotiques, elle-même susceptible d'augmenter à mesure que s'installe la peur de ne pas dormir. Le patient se trouve alors pris dans un véritable cercle vicieux.

Cette insomnie chronique appelée aussi insomnie psychophysiologique se constate à tout âge, mais peut débuter à l'adolescence. Elle est typiquement du ressort de la médecine du sommeil proprement dite et représente le tiers des consultations. On peut disserter des heures sur cette insomnie-là et faire autant de tests psychologiques qu'on voudra : ils seront normaux.

La plainte classique et récurrente est la suivante : « J'ai peur de ne pas dormir, je n'arrive pas à ne penser à rien, ma tête travaille toujours. Si je m'écoutais, je m'endormirais devant la télévision à 20 heures, mais dès que je me couche, les pensées parasites démarrent et, qu'elles soient agréables ou non, elles me mettent dans un état d'excitation qui m'empêche de dormir. » Cette insomnie fréquente, si invalidante, si anxiogène soit-elle, est simple en fin de compte.

Les patients présentent parfois de petits troubles annexes. Un certain nombre d'entre eux ont la phobie du bruit. On entend en consultation de véritables litanies contre les voisins, contre les éboueurs – qui ne passent presque plus la nuit –, contre la circulation, contre la fête dans l'immeuble d'à côté, l'ascenseur, les pigeons qui ont la mauvaise idée de roucouler, ou leur compagnon de lit qui respire, ce qui, tout de même, est exaspérant. Quant à la voisine du dessous qui met son lave-linge en marche après minuit parce que l'électricité est moins chère, aux voisins du dessus qui font l'amour à 3 heures du matin, et à ceux d'à côté, qui écoutent du rap à toute heure, ils témoignent d'un manque de goût et d'un sans-gêne absolus aux yeux – et surtout aux oreilles – de l'insomniaque, qui en perd le compte de ses moutons. Et se demande à quoi peuvent bien penser les architectes en construisant des immeubles où on a l'impression de vivre chez les autres.

Et les boules Quies, alors ? La solution est pire que le mal, diront ces patients, d'abord parce qu'ils entendent le battement de leur cœur, qu'ils trouvent au reste bruyant, ensuite parce que les boules laissent malgré tout passer les bruits les plus importants, mais masquent ceux qu'il serait nécessaire d'entendre : un robinet qui fuit, une porte qui s'ouvre. L'effet second des boules est alors anxiogène, et leur emploi pose plus de problèmes qu'il n'en résout.

On entend de multiples plaintes annexes, notamment sur la lumière, qui réveille. Le patient aura recours à toutes sortes de stratégies pour se calfeutrer et faire le noir le plus absolu. Le contact du compagnon de lit pourra être perçu comme une agression, et dans certains cas – qui frôlent le pathologique – le contact entre deux membres du même sujet sera un obstacle au sommeil.

Ces patients ont fréquemment des rituels d'endormissement. Les enfants ont un objet transitionnel, un doudou, une peluche, etc. Les adultes, eux, remplacent à l'occasion la peluche par un animal familier qui dort avec eux. Ils auront des gestes répétitifs, conjuratoires même, pour appeler le sommeil. Plier ses vêtements, préparer son plateau pour le petit déjeuner de telle ou telle façon, avec un certain ordre, toujours le même, pour les objets, préparer ses affaires pour le lendemain matin, boire un verre d'eau, ou de lait, écouter telle ou telle musique, ou la radio. Il est à noter que les femmes – ou les hommes – à tendances dépressives prévoient rarement leur tenue du lendemain. Le renoncement au désir de plaire ou de séduire est d'ailleurs un des signes de dépression chez les humains.

Les éveils nocturnes donnent également lieu à des activités ritualisées : aller faire pipi, rendre une petite visite au réfrigérateur pour manger ou boire, fumer une cigarette (de moins en moins fréquent, signalons-le), lire, aller s'asseoir devant son ordinateur, se mettre à la fenêtre, écouter la radio.

Évidemment, ces activités sont susceptibles de déranger l'éventuel compagnon de lit. Car si l'insomniaque souffre de ne pas dormir, il trouble aussi souvent le repos de la personne avec qui il vit et dort – ou, plutôt, ne dort pas. On imagine le calvaire d'un insomniaque du matin dormant avec une insomniaque du soir, ou celui d'une insomniaque psychophysiologique dormant avec un ronfleur apnéïque. On se prend à penser que les examens prénuptiaux – encore eux ! – devraient prendre en considération non seulement les caractéristiques du sujet dormeur, « alouette » ou « chouette », comme on le souhaitait plus haut, mais aussi les troubles du sommeil, car certaines combinaisons augurent mal de l'harmonie du couple. Les conseils du carnet prénuptial sur la façon d'organiser la cérémonie de mariage pourraient s'assortir avantageusement de quelques questions de base concernant les rythmes biologiques et caractéristiques physiologiques de chacun, au lieu de se contenter des traditionnelles questions sur le facteur rhésus et les maladies présentant des risques pour une éventuelle descendance.

L'insomnie idiopathique

L'insomnie idiopathique, elle, débute dans l'enfance, parfois même chez le nourrisson. Elle apparaît souvent dans les familles où l'insomnie est une compagne familière. On constate en effet que chez 35 % des insomniaques, un autre membre de la famille est également insomniaque.

L'insomnie idiopathique ne s'explique pas par un traumatisme infantile, ni par des problèmes médicaux, même si ces facteurs aggravent les troubles du sommeil. On pense qu'il peut s'agir d'un léger déséquilibre des mécanismes neurobiologiques contrôlant le cycle éveil-sommeil. Cette hypothèse est renforcée par le fait que les sujets souffrant de ce type d'insomnie présentent plus fréquemment au cours de l'enfance des troubles de l'attention ou une dyslexie.

Parfois aussi l'insomnie de la petite enfance traduit un comportement anxieux des parents qui, au moindre pleur du bébé, vont le voir, le prennent dans les bras et, ce faisant, normalisent l'éveil, l'encouragent en le rendant gratifiant par des câlins et des bercements. Il y a là un véritable cercle vicieux : les pleurs de l'enfant déclenchent une angoisse chez les parents, qui se communique à l'enfant. Celui-ci prend l'habitude qu'on réponde immédiatement à ses cris, qui redoublent si on tarde à venir. On sait que, pendant la première année après la naissance d'un enfant, la mère contracte une dette de sommeil importante, entre 400 et 750 heures de sommeil en moins. Certaines compensent bien par des siestes, ou ont un sommeil assez proche de celui de l'extrême. Mais certaines autres réagissent mal à la situation et deviennent littéralement obnubilées par leur bébé. On en voit, malheureusement assez souvent, de ces mères exsangues qui entretiennent avec l'enfant un véritable rapport sado-masochiste. Nostalgie de la symbiose que représentait la grossesse ? Incapacité à couper le cordon ? État anxieux face aux responsabilités nouvelles du maternage ? Quoi qu'il en soit, le lien mère-enfant prend une coloration névrotique dans ce type de configuration. L'enfant dort mal, la mère dort mal, le père aussi parfois, et l'équilibre de la famille est compromis si l'on n'opère pas un redressement musclé, soit spontanément, soit grâce à une consultation opportune chez un médecin du sommeil.

Ce type d'insomnie est tout à fait semblable à celle qui a été décrite plus haut, à ceci près que lorsque le trouble s'installe aussi tôt chez l'enfant, il est beaucoup plus difficile à soigner. L'insomnie idiopathique peut régresser pour reparaître de plus belle à l'adolescence. Cependant, comparée aux autres insomnies intrinsèques, elle paraît provoquer moins de détresse chez ceux qui en souffrent, bien que leur sommeil soit objectivement de moins bonne qualité. L'une des explications possibles est que ces mauvais dormeurs ont appris plus tôt à gérer leur insomnie et qu'ils vivent moins mal l'impact d'un sommeil perturbé sur leur existence. Cela dit, en dehors de l'insomnie idiopathique qui peut perdurer à l'âge adulte, les insomnies sont très rares chez l'enfant.

L'insomnie familiale fatale

Enfin, il existe une forme d'insomnie rarissime et extrême, qui n'a que peu de points communs avec l'immense majorité des insomnies dont on se plaint en consultation. On la signale ici car, comme beaucoup de cas extrêmes, elle est exemplaire. Il s'agit de l'insomnie familiale fatale qui affecte les membres d'une même famille et évolue rapidement et inexorablement. À ce jour, on a répertorié dans le monde quelques familles dont les membres, assez jeunes, perdent peu à peu le sommeil : l'évolution conduit à la mort, précédée de coma, dans un délai d'environ quinze mois. Évidemment, ces cas ont suscité beaucoup d'intérêt, mais pour peu de résultats. On a analysé les cerveaux de ces patients en essayant de trouver ce qui manquait, ou ce qu'il y avait en plus, Si l'on a trouvé des altérations de certains noyaux thalamiques, responsables de déséquilibres fonctionnels, cela n'a cependant pas permis de progrès thérapeutiques notables. Comme dans la maladie de la vache folle, un prion est incriminé.

Hormis ces cas d'exception, les formes d'insomnie primaire dont on a parlé plus haut ont ceci de commun qu'elles ne sont liées à aucune pathologie notoire.

L'insomnie par mauvaise perception du sommeil caractérise les patients qui se plaignent de ne pas fermer l'œil alors que leur affirmation est contredite par les résultats normaux ou presque des enregistrements. Dans l'insomnie psychophysiologique, conditionnée ou « apprise », un élément d'anxiété et de tension somatisées s'accompagne d'une attitude négative face au sommeil. On constate que le symptôme a tendance à s'amoindrir hors du domicile, ou lorsque le sommeil n'est pas recherché. L'insomnie idiopathique, elle, semble être le contrecoup de perturbations des mécanismes de contrôle du rythme veille-sommeil, et ce, depuis l'enfance. Tout se passe comme si, à un moment plus ou moins précoce, il y avait eu un dérapage dans les rythmes, sans toutefois qu'il y ait dérèglement des horloges biologiques. Mais cette instabilité dans le couplage des rythmes circadiens suffit à perturber le confort du sommeil. À la fois anodins et incroyablement complexes, les facteurs entrant dans le déclenchement de ces insomnies primaires s'enchevêtrent. Si un battement d'ailes de papillon peut déclencher une tornade à des milliers de kilomètres, il en est de même des éléments susceptibles de troubler notre sommeil. De proche en proche, la perturbation la plus minime de nos rythmes circadiens peut engendrer une multiplicité de petits dysfonctionnements qui, en se combinant de façon exponentielle, aboutissent à ce trouble protéiforme nommé insomnie.

6.

Insomnie et troubles psychiatriques

> « J'ai peur du sommeil comme on a peur d'un grand trou,
> Tout plein de vague horreur, menant on ne sait où... »
>
> Baudelaire, « Le Gouffre »

Le vilain mot est lâché : psychiatrique, avec sa cohorte d'associations négatives ou terrifiantes. Derrière lui, on en entend un autre, asile, qui conjure le spectre de la folie. La société contemporaine la perçoit bien, cette association, puisqu'elle ne parle plus d'asiles psychiatriques, mais de centres de santé mentale. Et la littérature des troubles mentaux répertorie des sigles aseptisés, que seuls les spécialistes reconnaîtront, et qui permettent de décliner sans états d'âme la plupart des formes de détresse mentale.

Derrière ces sigles se cachent des troubles responsables de nombreuses insomnies secondaires : les troubles anxieux généralisés (TAG), les troubles obsessionnels compulsifs (TOC), la dépression saisonnière (SAD, pour *Seasonal Affective Disorder*), la dépression unipolaire (DU) et la psychose maniaco-dépressive (PMD). Il n'est pas facile pour le non-initié de s'y retrouver dans la constellation des troubles psychiatriques, qui parfois s'associent et se combinent. Ainsi, les troubles obsessionnels compulsifs font partie des troubles anxieux, comme les phobies et les troubles paniques. Avec les dépressions et l'alcoolisme, les troubles anxieux sont parmi les pathologies les plus fréquentes chez les patients venant consulter pour insomnie sévère.

LE TROUBLE ANXIEUX GÉNÉRALISÉ

Anxiété. Le terme est employé souvent comme synonyme d'angoisse, mais avec une acception plus médicale. Le *Littré* donne la définition suivante : « Angoisse d'esprit. En termes de médecine, état de trouble et d'agitation, avec sentiment de gêne et de resserrement à la région précordiale. Inquiétude, anxiété et angoisse sont trois degrés du même état. » Lorsqu'on se reporte à la rubrique angoisse, on trouve ceci : « Sentiment de resserrement à la région épigastrique, avec difficulté de respirer et grande tristesse. » On note que le siège de l'oppression est voisin, mais que les sensations pénibles sont plus fortes pour l'angoisse. De fait, les battements de cœur sont fréquents dans les états anxieux, comme la tachycardie, où plus le cœur bat vite et plus on a peur de mourir. Et plus on a peur de mourir, plus les battements s'accélèrent, parfois jusqu'à la « crise de tétanie ». Toutefois, les somatisations ne se limitent pas à la région du cœur. On peut aussi noter des picotements dans les doigts, des bouffées de transpiration, une envie de faire pipi avant un examen. Aujourd'hui, le vocabulaire médical utilise indifféremment les deux mots. Toutefois, les classifications cliniques favorisent le terme d'anxiété, sans doute sous l'influence de l'anglais.

La langue populaire, elle, lie étroitement l'anxiété

au corps dans ses métaphores, bien qu'elle n'en restreigne pas le siège à une seule région, comme le *Littré*. L'anxieux se met la rate au court-bouillon et martel en tête ; il se fait de la bile, du mauvais sang (ou un sang d'encre) ; il a la puce à l'oreille, la colique, les boules (ou les glandes, susceptibles de provoquer colère, énervement ou peur), et, depuis ces dernières décennies, il se prend la tête. C'est dire si ce sentiment est perçu comme perturbateur et source de mal-être en tous genres.

Qu'elle revête la forme de l'appréhension, de la frayeur, du souci ou du ressassement, l'anxiété ne fait pas bon ménage avec le sommeil, car elle maintient et stimule l'éveil. Elle se traduit souvent par des difficultés d'endormissement, un sommeil agité avec cauchemars et éveils nocturnes, et une sensation de fatigue au réveil, après un sommeil peu réparateur. Insidieuse, elle apparaît sous des aspects multiples qui vont des douleurs musculaires – souvent des contractures au niveau des cervicales et des lombaires – aux insomnies, des troubles paniques à ceux du comportement, voire aux « dépressions ».

Il n'est pas question ici d'entrer dans les détails de ces différentes affections, mais d'attirer l'attention sur le fait que l'insomnie peut être le symptôme d'une autre pathologie, qu'elle masque. De nombreux patients souffrant à l'évidence de troubles psychologiques viennent consulter, persuadés que leur mauvais sommeil est responsable de l'ensemble de leurs maux et que, en soignant leur sommeil, on résoudra toutes leurs difficultés. Ils nient toute perturbation autre que leur insomnie et s'y cramponnent en quelque sorte, car elle est avouable. On touche là à quelque chose d'important, qui est la peur devant l'anormal. Le sommeil, c'est du banal, du quotidien. Tout ce qui touche au psychiatrique fait peur. D'où ces conduites d'évitement, de déplacement et de fuite devant le diagnostic. L'expérience prouve que rien ne sert de contrarier ces patients-là, car on aura le plus grand mal à les convaincre, si tant est qu'on puisse y parvenir. En améliorant leur sommeil, et par conséquent leur état au cours de la journée, on parvient dans de nombreux cas à améliorer aussi leur perception du trouble et à leur faire prendre conscience d'éléments qu'ils méconnaissaient auparavant. C'est à ce stade-là qu'ils admettent que leur insomnie est un symptôme et qu'on peut leur en faire aborder les causes réelles.

Deux cas cliniques

Avant d'aller plus avant, deux cas rencontrés en consultation illustreront mieux ce point qu'un long discours théorique. Curieusement, les deux patients se sont succédé lors d'un après-midi de consultation comme les autres à l'hôpital.

M. X, gardien de résidence en grande banlieue parisienne vient consulter pour insomnie après avoir rempli le questionnaire préalable à la consultation de médecine du sommeil et attendu trois mois, comme il est malheureusement d'usage. Sitôt arrivé dans le bureau, il s'empare du bras du médecin, en lui tenant un discours parfaitement itératif avec le leitmotiv suivant : « Docteur, faites-moi dormir, car si je ne dors pas, je vais voir dans mes poubelles pour vérifier que je n'ai rien jeté d'utile, mais si je dors, je ne vais pas voir dans mes poubelles, donc je ne suis pas malade. Alors, faites-moi dormir, docteur. »

Face à ce type de logique, le médecin propose au patient de l'orienter vers un autre thérapeute, car son cas ne lui paraît pas relever de l'insomnie mais plutôt d'un trouble obsessionnel compulsif avec désir de sommeil-refuge. Arguant que cette situation se prolonge depuis plus de trois ans, M. X précise que s'il est en arrêt de travail depuis plusieurs mois, il n'est *pas* malade. Tout ce qu'il lui faut c'est dormir, pour ne pas aller voir ses poubelles, et quoi de plus normal dans ce cas que de venir consulter un médecin du sommeil ? De façon caractéristique, il refuse tout net de voir un psychiatre. Il a du reste refusé de suivre les traitements précédemment prescrits, une bonne trentaine en plus de trois ans. Sur ses ordonnances, qu'il a bien soigneusement apportées, se décline toute une pharmacopée d'anxiolytiques, antidépresseurs et neuroleptiques en tous genres, qu'il n'a pris chacun qu'une seule fois ou pas du tout, de peur qu'ils ne le rendent malade alors qu'il ne l'est pas. Son anxiété est telle que même s'il dort très mal et très peu, il ne veut pas prendre de remèdes qui ne soient pas des « médicaments pour dormir ». Le médecin lui conseille de consulter un psychiatre habitué à soigner le type d'insomnie dont il souffre. Quelques instants plus tard, après l'arrivée de la patiente suivante dans le même bureau, le patient refait irruption afin de demander un bon de transport pour rentrer chez lui. Le médecin s'exécute, remplit le bon de transport, en mentionnant que le patient présente quelques troubles d'ordre psychiatrique, et reprend sa consultation. À la fin de laquelle, bien entendu, quand il reconduit l'autre patiente, il voit dans la salle d'attente M. X, raide comme la statue du Commandeur, son bon de transport à la main, furieux. Il revient pour lui expliquer une énième fois qu'il n'est *pas* malade, puisque, quand il dort, il ne va pas voir dans ses poubelles s'il a jeté ce qu'il n'aurait pas dû. Le médecin lui fait valoir qu'il a plus de chance d'être remboursé s'il écrit qu'il est malade, la générosité de la Sécurité sociale n'allant pas jusqu'à offrir le taxi aux gens bien portants. Cet argument a enfin gain de cause et M. X part, rasséréné, avec son bon de transport, et promet de rencontrer un psychiatre spécialiste des troubles du sommeil.

Entre-temps l'autre patiente, Mme Y, dont la séance d'entretien a été interrompue à son début par M. X, est elle aussi venue consulter pour insomnie. Elle en souffre depuis l'été précédent. Elle avait confié ses clés à sa voisine pour qu'elle arrose ses plantes. Or, en rentrant, elle a non seulement constaté que ses plantes n'étaient pas en très bon état, mais aussi qu'il y avait des marques de griffes sur la commode de l'entrée sur laquelle sont posées les plantes (elle a elle-même des ongles démesurément longs...). En fait, lorsque sa voisine est venue lui rendre ses clés, elle a « inculqué » (*sic*) à Mme Y des puces dans la tête. Au départ, le médecin, perplexe, pense au parasite piqueur mais, en réalité, la patiente parle de puces électroniques qui provoquent à l'intérieur de son cerveau des ondes l'empêchant de dormir. Voilà pourquoi elle a demandé une consultation à un spécialiste du sommeil... Elle a fait des recherches sur les relais téléphoniques susceptibles de provoquer des émissions d'ondes à l'intérieur du cerveau et constitué un épais dossier concernant des cas signalés en Hollande et en Belgique, où des écologistes ont porté plainte contre les sociétés ayant installé ces antennes de relais, et elle souhaite en faire autant avec l'appui du médecin du sommeil. Elle lui demande donc, non pas de traiter son insomnie, mais de faire une lettre spécifiant que les puces qui ont été « inculquées » dans sa tête sont la source de son insomnie, afin qu'elle puisse porter plainte contre sa voisine. Le médecin déclare ne pouvoir établir de relation scientifique de cause à effet entre les puces dans la tête et l'insomnie ; mais il propose de spécifier que les troubles décrits par Mme Y peuvent évoquer l'insomnie et qu'elle dit avoir des puces dans la tête. Une proposition qui ne semble pas la satisfaire. Elle a en effet déjà consulté une dizaine de médecins, qui ont tous refusé eux aussi de lui établir le certificat demandé. Évidemment cette patiente refuse aussi catégoriquement que le précédent de voir un psychiatre puisqu'elle est normale.

Dans ces deux cas de troubles psychiatriques, on est face à une réelle détresse psychologique conjuguée à un refus de voir l'insomnie comme un symptôme. Ces deux patients, comme tant d'autres, n'admettent pas qu'ils sont malades et attribuent leur mal-être à leur manque de sommeil. Or le premier souffre d'un trouble obsessionnel compulsif, la seconde présente un délire paranoïaque.

Le TOC est un trouble anxieux qui se traduit par des comportements répétitifs, stéréotypés visant précisément à conjurer une angoisse qui peut prendre des formes multiples. Il y a les vérifications trop fréquentes répondant à l'inquiétude du type : Ai-je bien fermé la porte (le gaz, le robinet de la baignoire) ? N'ai-je rien mis dans la poubelle qui n'aurait pas dû être jeté ? Il y a aussi les nettoyages excessifs, les achats compulsifs, la tendance à toucher certains objets (les gens qui vous cramponnent par un bouton ou les revers de votre vêtement...), l'habitude de se ronger les ongles, de se tordre une mèche de cheveux, de prononcer certains mots de façon conjuratoire. Entre autres. On pourrait décliner longuement les mille et une formes que peut prendre le trouble obsessionnel, mais ce n'est pas notre propos ici. Outre le TOC, le TAG se décompose en différentes pathologies. On a parlé du trouble panique, qui survient de façon parfois très intense et invalidante, et se manifeste par l'apparition d'une peur violente, avec palpitations, sensation de bouche sèche, de vertiges et/ou d'étouffement. La grande crise d'angoisse se caractérise par une sensation de danger mortel imminent qui peut durer de quelques minutes à plusieurs heures et se répète selon une fréquence variable. Les attaques d'angoisses nocturnes du trouble panique surviennent (dans les cas enregistrés en laboratoire) lors de l'approfondissement du sommeil (passage du stade II au III), ce qui les oppose aux terreurs nocturnes apparaissant au cours du stade IV, et aux rêves anxieux, qui peuvent se produire pendant le sommeil paradoxal.

Le trouble phobique, lui, se traduit par une angoisse excessive déclenchée par un objet ou une situation par ailleurs anodins. L'absurdité de la chose n'échappe d'ailleurs pas au sujet phobique, mais il ne peut rien contre cela. Cette angoisse irrationnelle s'attache aussi bien à un animal – araignée, serpent, souris, chat –, qu'à une situation – agoraphobie, peur du vide, du noir – ou à un objet – couteaux, matière dont on déteste le contact, etc. Si beaucoup de phobies n'empêchent pas de dormir, nombre d'insomnies sont provoquées par des phobies. Difficile de s'endormir si par exemple on a peur du noir. Cette peur, banale dans l'enfance, ne disparaît pas toujours à l'âge adulte, ou peut réapparaître dans certains contextes (une maison inconnue, un lieu où l'on se trouve seul la nuit, des bruits inexpliqués...). Difficile de s'endormir quand on a la phobie des chats dans une maison où il y en a un ou plusieurs, susceptibles de vous rendre visite pendant la nuit. Même chose pour les araignées et les insectes en tous genres, dont il est plus difficile d'empêcher la venue que celle d'un félin.

Troubles paniques, troubles obsessionnels compulsifs et phobies renvoient à une hypersensibilité devant l'environnement. En fait, les différents troubles anxieux peuvent s'associer et se recouvrir ; ils peuvent aussi être associés à des troubles de la personnalité et à d'autres troubles psychiatriques. Ce sont souvent des symptômes tels que l'insomnie ou les douleurs musculaires et les maux de tête qui motivent la consultation. Ces symptômes sont provoqués en premier lieu par la tension motrice, la réflexivité accrue et l'hyperéveil qui accompagnent l'apparition des émotions anxieuses. « L'hypervigilance des TAG peut se traduire par des troubles du sommeil, caractérisés par des difficultés d'endormissement, une agitation avec cauchemars et réveils nocturnes, qui majorent d'autant les sensations de fatigabilité et de sommeil non réparateur rapportées par les sujets anxieux[1]. »

Chez ces derniers, l'anxiété n'apparaît parfois que le soir, ce qui, évidemment, ne facilite pas l'endormissement. Est-elle directement liée au déséquilibre de la balance veille-sommeil, ou est-ce plutôt l'augmentation des processus cognitifs consécutifs à l'anxiété qui compromet le sommeil et le perturbe ? Quoi qu'il en soit, deux patients sur trois souffrant d'anxiété généralisée isolée se plaignent d'un mauvais sommeil, alors que les enregistrements de celui-ci ne font pas apparaître de perturbations spécifiques.

La seconde patiente présente, elle, une structure délirante. D'emblée, son apparence a frappé. Avec ses tuniques flottantes superposées dans les tons rouges et safran, ses cheveux teints en noir aile de corbeau, très fardée, ses ongles laqués ressemblant à des griffes, elle évoquait irrésistiblement l'image la plus cliché qui soit de la cartomancienne. Cette théâtralisation du vêtement renvoie à un désir de se « donner à voir », à une mise en scène orchestrée par la patiente. Tout le discours tendait à incriminer sa méchante voisine et des instances maléfiques. Comme tous les délirants, elle avait recomposé le monde de façon aussi cohérente qu'aberrante. Et elle demandait au médecin son adhésion et sa coopération à son projet. C'était d'ailleurs l'objet premier de sa visite, dont l'insomnie n'était que le prétexte. Ce type de malade vient rarement de son plein gré à l'hôpital, sinon dans le cadre d'une expertise médico-légale ; à moins qu'il n'envisage de s'engager dans une action judiciaire, comme ici. Il consulte le plus souvent à l'instance d'une tierce personne et s'adresse rarement à un médecin du sommeil, même s'il souffre d'insomnies.

Le symptôme « insomnie » doit toujours alerter le praticien consulté, car il est susceptible de l'aiguiller vers de multiples pathologies. S'il peut être parfaitement anodin, il risque aussi de se trouver associé à d'autres signes tout aussi anodins séparément. Mais l'association, elle, ne l'est pas toujours.

Insomnie et dépression

L'un des troubles auxquels renvoie très fréquemment l'insomnie sévère est la dépression, quelle qu'en soit la forme. Car avec l'humeur triste, l'amoindrissement des fonctions psychiques et motrices, l'anxiété et les symptômes digestifs, l'insomnie est presque systématiquement présente au tableau clinique des dépressions. En effet, 80 à 90 % des déprimés dorment mal. Ils se plaignent de difficultés à s'endormir, d'un sommeil écourté, haché, peu réparateur, et de réveils précoces et anxieux, assortis d'une sensation d'insatisfaction douloureuse. Et de fait, lorsqu'on enregistre leur sommeil en laboratoire, on constate « un ensemble d'anomalies polygraphiques assez constant même si chacune d'entre elles n'est pas spécifique, associant des troubles de la continuité du sommeil, une réduction notable des stades III et IV, une latence du sommeil paradoxal raccourcie avec un premier épisode anormalement prolongé et dense en mouvements oculaires[2]. »

D'autres perturbations des conduites du sommeil peuvent aussi indiquer une dépression, comme la clinophilie, ou tendance à passer trop de temps dans son lit, voire à refuser de le quitter, même si l'on n'y dort pas. Une propension qui se manifeste chez de nombreux schizophrènes. C'est aussi une conduite d'évitement, qui, comme certaines hypersomnies, révèle un désir morbide de fuir la réalité.

Le mot « dépression » est utilisé de façon si fréquente dans la langue courante que son sens a fini par prendre des contours flous, peut-être par contamination des sens météorologique et économique du terme. Le verbe surtout est galvaudé. « Je déprime », dira-t-on dans un moment où l'on s'ennuie, où l'on se sent seul, abattu, sans ressort. Et on utilisera de façon tout aussi anodine le substantif « déprime » : « Tu ne vas pas nous faire une déprime ! » Comme l'insomnie, terme employé indifféremment dans la langue courante pour désigner la plupart des troubles du sommeil, le mot dépression est banalisé au point de devenir un fourre-tout et, par voie de conséquence, il peut engendrer des confusions.

Pour simplifier, on peut en décrire trois sens principaux. D'abord, la dépression est une réaction à une perte, un deuil, une déception. Tristesse, humeur sombre, abattement, absence de désir et d'appétit sont des réactions parfaitement normales après la perte d'un être cher, un chagrin d'amour, l'échec à un examen, ou celui d'un projet sur lequel nous avions fondé de grands espoirs. Il n'y a rien là que de très légitime, et cette réaction n'a rien d'inquiétant si elle est passagère.

Le terme peut aussi renvoyer à une humeur pathologique, lorsque celle-ci n'est pas en rapport avec la situation et les circonstances, ou perdure après une épreuve, un stress intense, un surmenage ou une modification de l'environnement. Les sujets qui souffrent de ce trouble de l'humeur jugent tout de façon systématiquement négative, se dévalorisent et ne voient aucune perspective d'amélioration. Ils éprouvent une grande douleur morale, accompagnée d'un ralentissement des fonctions psychiques et psychomotrices. Tout leur demande un tel effort qu'ils réduisent leur activité au maximum. Ils présentent au moins quatre des symptômes suivants : perte d'appétit et de poids, ou boulimie et prise de poids ; troubles du sommeil ; maux de tête ; grande fatigue ; perte d'intérêt ou du plaisir ; sentiment de culpabilité, d'indignité ; hypocondrie ; impression de ralentissement des capacités intellectuelles ; idées morbides, voire tentative(s) de suicide. Ce trouble pathologique de l'humeur justifie une prise en charge thérapeutique et un suivi.

La dépression saisonnière

Parmi les nombreux épisodes dépressifs de différentes sortes susceptibles de survenir à un moment ou à un autre, il en est un qui apparaît régulièrement chez certaines personnes et affecte surtout les conduites de sommeil et les comportements alimentaires : il survient aux changements de saisons, ou plus précisément à l'entrée dans l'hiver. Ce trouble, nommé dépression saisonnière, est assez répandu sous nos climats et dure en général d'octobre à mars. Il débute même parfois plus tôt si le temps est pluvieux en septembre. Il est étroitement lié à l'affaiblissement de la lumière, à l'entrée dans les mois « sombres » et cesse au printemps, quand la lumière s'intensifie.

On reconnaît cette dépression à quatre signes principaux : la tristesse, l'hypersomnie, la boulimie et la guérison spontanée au printemps. Néanmoins, pour être sûr qu'il s'agit d'un trouble saisonnier, il faut qu'il y ait récurrence, car l'automne et le printemps sont des périodes où les différents types de dépression sont plus fréquents, et ce n'est qu'après deux épisodes que l'on pourra diagnostiquer le SAD (*seasonal affective disorder*).

Ce trouble se manifeste par une humeur triste, une

diminution nette de l'activité et une grande fatigue. Le patient (il s'agit d'ailleurs de patientes dans quatre cas sur cinq) n'a qu'une envie : dormir, comme s'il souhaitait entrer en hibernation. Le temps de sommeil augmente beaucoup. On constate non seulement une nette hypersomnie diurne, qui peut d'ailleurs s'accompagner, mais pas toujours, d'un sommeil fragmenté la nuit. Le temps de sommeil global sur la journée augmente, ainsi que l'envie de faire une – ou plusieurs – sieste(s). Comme on s'en doute, cette hypersomnie diurne est difficile à concilier avec une activité professionnelle, et l'impression d'inadéquation qui en résulte ne fait qu'augmenter l'humeur triste. Les patients sont d'ailleurs souvent en arrêt de travail pour deux ou trois mois pendant la période « sombre », au double sens du terme. Il faut ajouter à cela une boulimie, avec prédilection pour le sucre et le chocolat. L'épisode s'accompagne donc en général de prise de poids. Ce qui renforce l'humeur triste, donc le besoin de compenser par des douceurs... Certes, la boulimie sucrée et le désir de se réfugier dans le sommeil pour fuir la réalité peuvent signer une dépression d'une autre nature. Mais la récurrence du trouble à l'automne et sa disparition au printemps permettent de poser le diagnostic. Les symptômes de la dépression saisonnière s'intensifient à mesure que les jours raccourcissent et que la lumière faiblit pour atteindre leur sévérité maximale fin décembre et début janvier. Les patient(e)s n'ont guère envie de célébrer les fêtes et préféreraient les passer dans leur lit, ce qui peut engendrer des tensions supplémentaires et aggraver l'humeur triste. Surtout si, comme la période s'y prête, il y a eu compensation alimentaire massive... et prise de poids consécutive. Bien que cette dépression prenne fin d'elle-même au printemps, il n'en est pas de même pour la prise de poids, sur laquelle la lumière reste sans effet. À la différence des animaux en hibernation, qui brûlent leurs réserves de graisses pendant le sommeil[3], les patient(e)s atteint(e)s de SAD se retrouvent au printemps avec des kilos supplémentaires. Il y a néanmoins une méthode simple pour les soigner et stopper la survenue de l'épisode, c'est l'exposition à la lumière ou photothérapie, comme on le verra. Quel que soit le désagrément de ces épisodes, ils sont d'intensité légère ou moyenne sur l'échelle des dépressions.

La maladie dépressive

Un troisième sens du mot « dépression » renvoie non plus à un symptôme, mais à un syndrome, c'est-à-dire à un ensemble de signes et de symptômes caractérisant une affection, en l'occurrence la maladie dépressive, marquée par des récidives. On distingue schématiquement deux grandes catégories : la dépression unipolaire, où les accès de dépression sont récurrents, à un rythme variable et avec des durées variables ; et la maladie bipolaire (psychose maniaco-dépressive), où les épisodes de dépression alternent avec des épisodes maniaques, c'est-à-dire des moments marqués par une humeur exaltée, voire violente, une logorrhée, une activité excessive et désordonnée, et une insomnie pratiquement totale sans impression de fatigue. En général, les phases de manie sont plus rares que celles de dépression dans ce type d'affection.

Fréquente, cette maladie n'est pas toujours traitée aussi tôt ou aussi efficacement qu'il le faudrait. De surcroît, elle est d'autant plus grave qu'elle comporte un risque suicidaire. Environ 15 % des patients font une tentative de suicide et, parmi ceux qui en réchappent, 10 % finissent par réussir. Comme la romancière Virginia Woolf, dont on sait qu'elle a mis fin à ses jours à cinquante-neuf ans, en pleine renommée, en se noyant dans la rivière au fond de son jardin, une grosse pierre dans sa poche pour être sûre ne pas remonter. L'un des plus grands écrivains anglais de la première moitié du XXe siècle, l'auteur de *Mrs. Dalloway, Promenade au phare, Les Vagues,* souffrait d'attaques récurrentes de « folie », dont la première était survenue après la mort de sa mère, alors qu'elle avait treize ans en 1895. Elle a connu cinq épisodes majeurs, dont quatre entre treize et trente-trois ans, et a fait plusieurs séjours en maison de repos. Elle a aussi commis plusieurs tentatives de suicide avant de se donner la mort en mars 1941. D'après les descriptions de Leonard Woolf, son mari, et les notes qu'elle consignait dans ses carnets, il apparaît maintenant qu'il s'agissait d'une psychose maniaco-dépressive que l'on ne savait pas soigner à l'époque.

Les descriptions que fait Virginia Woolf de sa dépression sont d'une lucidité aussi implacable que le mal contre lequel elle se bat. Dans ses carnets, elle note ses symptômes avec le souci de rester au plus près des sensations, sentiments et pensées qui la traversent. Son témoignage dépouillé, brut est admirable de précision analytique.

> « Me suis réveillée vers 3 heures. Oh, ça commence ça vient – l'horreur – physiquement, comme une vague douloureuse autour du cœur – elle me soulève. Je suis malheureuse, malheureuse ! Je retombe – mon Dieu, je voudrais être morte. Répit. Mais pourquoi dois-je éprouver ceci ?... La vague s'écrase. Je voudrais être morte ! J'espère ne plus avoir beaucoup d'années à vivre. Je n'ai plus le courage de supporter cette horreur – (c'est la vague qui s'étale sur moi).
> Cela continue ; plusieurs fois, avec des différences dans l'horreur. Puis, au moment du paroxysme, au lieu de rester intense, la douleur se fait plutôt floue... Enfin... Je rassemble mes forces... je me raidis, bien droite, et je me rendors[4]. »

Elle décline là les signes cliniques caractéristiques du syndrome dépressif. Depuis l'adolescence, elle a lutté contre sa « folie ». Celle-ci est inséparable de son œuvre, en ce sens que l'écriture est pour Virginia Woolf une forme de thérapie, et la maladie, un langage qu'elle utilise et intègre dans ses textes. Malgré la discipline et l'effort que représentait ce travail d'écriture, il lui était salutaire. Elle s'astreignait à se mettre à son bureau chaque matin, même après une nuit d'insomnie. Contre l'angoisse – « cette horreur » – qui l'assaille, elle n'a qu'un rempart, l'écriture. Mais ce sont ses doutes sur sa capacité créatrice qui accentuent sa dépression et lorsqu'elle estime ne plus pouvoir écrire et être une charge pour son entourage, elle se donne la mort.

Pourtant, loin de se complaire dans sa maladie, elle a tout fait pour se soigner, a consulté les meilleurs médecins de Londres et a suivi leurs prescriptions avec une docilité exemplaire. Mais au début du XXe siècle, les traitements contre la dépression étaient inopérants. On lui a prescrit une nourriture « fortifiante » à base de lait et de viande, pour combattre l'amaigrissement provoqué par son anorexie, et beaucoup de promenades au grand air. Pour éliminer la fatigue engendrée par le manque de sommeil, on la forçait à se coucher très tôt afin d'avoir de longues nuits – ce qui a pour effet d'entretenir l'insomnie, on le sait maintenant. Les seuls médicaments disponibles étaient essentiellement des sédatifs, comme le chloral et le bromure. Ce dernier, dont on lui prescrivait des doses massives, peut avoir induit un état d'hébétude et d'abrutissement aggravant encore son humeur dépressive et son désespoir. Quant au chloral et au véronal, ce sont des hypnotiques pris à des doses faibles. Pour une simple insomnie, ils auraient pu être efficaces. Mais administrées à forte dose à un patient agité, ces substances peuvent engendrer une hyperexcitation, des troubles du jugement et tous les symptômes de la manie. Autrement dit, les médicaments donnés pour la calmer et la faire dormir étaient parfaitement contre-indiqués en cas de psychose maniaco-dépressive. Anorexie, hyperéveil, insomnie n'étaient que des symptômes d'une maladie dont le suicide constitue l'un des risques majeurs lorsque le diagnostic et le traitement ne sont pas appropriés. À cet égard, le cas de Virginia Woolf est tragiquement exemplaire.

Insomnie et anxiété. Insomnie et trouble psychiatrique. Deux couples qui méritent toujours l'attention du médecin, parce qu'ils peuvent conduire à une multiplicité de diagnostics possibles, du plus anodin au plus préoccupant, du plus simple au plus complexe. Petit symptôme parmi d'autres dans l'enchevêtrement des pathologies psychiatriques, le sommeil perturbé n'en est pas moins chargé de sens divers, qui font de lui un outil diagnostique précieux pour déceler, débusquer et traiter des troubles isolés ou combinés. Il peut être long et difficile à tirer, le fil de l'insomnie. Car on ne sait ni où il va s'arrêter ni quels détours il décrit. Assurément, tel celui d'Ariane, il permet d'échapper au monstre au cœur du labyrinthe.

7.

Rêves et anxiété

> « Je crois entendre une voix me crier "Ne dors plus !
> Macbeth a tué le sommeil, l'innocent sommeil,
> Le sommeil qui débrouille l'écheveau emmêlé du souci,
> La mort de la vie de chaque jour, le bain du dur labeur,
> Le baume des âmes meurtries, le second agent de la grande nature,
> Le principal nourricier du festin de la vie". »
>
> Shakespeare, *Macbeth*, acte II, scène 2

L'angoisse, le chagrin, la conscience troublée font mauvais ménage avec le sommeil. Et même si le sommeil survient, le rêve, lui se fait souvent véhicule de l'anxiété. S'il permet aux pulsions émotionnelles de s'exprimer, il est un des lieux où peuvent se déployer les peurs que nous refoulons dans l'éveil. Elles hantent les rêves anxieux, les cauchemars et les terreurs nocturnes. Parfois, elles sont si fortes que le désir de sommeil cède et que le dormeur se réveille, hagard et oppressé, puis soulagé de réintégrer son univers quotidien.

Hallucinations d'endormissement et de réveil

Le rêve survient principalement lors du sommeil paradoxal, mais on constate des activités oniriques en sommeil lent profond et aussi aux lisières du sommeil proprement dit : dans ces entre-deux que sont l'endormissement et le réveil surgissent des hallucinations dites hypnagogiques (celles de l'endormissement) et hypnopompiques (celles du réveil).

Ces mots barbares ne sont évidemment pas employés dans la langue courante, alors que le phénomène est banal. On utilise le terme générique de « rêve » pour décrire les hallucinations hypnagogiques et hypnopompiques. Ce qui est inapproprié, car elles ne surviennent pas en sommeil paradoxal. Rêver et halluciner ne sont pas synonymes, quoi qu'en dise la langue populaire, qui utilise indifféremment « J'y crois pas ! », « Je rêve ! » ou « J'hallucine ! » pour ponctuer la conversation, opiner ou s'indigner devant tel ou tel énoncé de l'interlocuteur. Remettons les pendules à l'heure, ou plutôt les mots devant leur sens premier.

« Une hallucination est la croyance en la réalité d'un phénomène de nature sensorielle, fugace ou permanent, interne à l'individu, tantôt provenant du fonctionnement anormal d'un ou plusieurs sens, tantôt dû à une confusion de l'esprit, ou à la reviviscence d'une image mentale. Sensation imaginaire plus que perception, l'hallucination est une erreur d'appréciation et d'interprétation liée à l'absence de toute critique de l'irréalité d'un phénomène subjectif, principalement visuel, auditif, olfactif, gustatif, tactile [1]. »

Si elles sont parfois tout à fait agréables, ou neutres, il arrive que les hallucinations revêtent un aspect effrayant, surtout dans le cas de troubles du sommeil tels que la narcolepsie, ou certains troubles anxieux. Comment glisser paisiblement dans le sommeil si l'on voit des créatures terrifiantes surgir des murs ou des rideaux, son animal familier se transformer en monstre agressif, ou des animaux dont on a la phobie, araignées ou insectes, grouiller dans son lit ? Ce type d'hallucinations est le propre de certains troubles anxieux, à tel point que ceux qui y sont sujets redoutent d'aller se coucher pour ne pas avoir à affronter pareilles épreuves, même s'ils les reconnaissent pour ce qu'elles sont. De plus, comme ces moments peuvent s'accompagner d'une forme de paralysie du sommeil, ils sont éminemment anxiogènes. Et quand on arrive à se dégager à grand-peine de cette illusion ô combien puissante, à retrouver l'usage de ses membres et de sa voix, quelle libération ! La fonction de compromis du sommeil échoue, pour notre plus grand soulagement, et le rêve – ici l'hallucination – trouble le sommeil, entraînant un éveil bienvenu pour le dormeur ravi de retrouver son univers. Cependant, chez certains sujets perturbés, ce type d'épisode peut parfois laisser subsister une grande désorientation.

Il nous est arrivé à tous d'avoir du mal à distinguer l'hallucination du réel quand la première fait surgir des personnes ou des situations familières. Cela arrive souvent au moment de deuils, où les frontières du réel ont parfois tendance à se brouiller et où l'on ne sait plus si telle ou telle conversation avec la personne disparue, tel geste, telle caresse, telle promenade a ou non eu lieu de son vivant. On peut, au début d'un deuil surtout, voir la personne disparue, entendre sa voix. L'univers du sommeil est par excellence celui où l'on peut fuir une réalité insoutenable et retrouver les êtres aimés. C'est au réveil qu'on bascule dans le cauchemar nommé réalité. Pareille réaction n'a rien que de très normal si elle ne se prolonge pas et si la confusion entre le monde de l'illusion et le réel n'est pas entretenue au point de devenir pathologique.

Dans l'hiatus entre veille et sommeil ou sommeil et veille peuvent surgir toutes sortes de sensations sans référent. Plus exactement, le cerveau du dormeur réagit à des perceptions en l'absence d'objet susceptible de les provoquer. Les hallucinations sont distinctes du cauchemar car elles ne surviennent pas au même moment dans un cycle de sommeil, et le dormeur n'y est pas acteur mais spectateur. Enfin elles ne comportent pas de scénario très net, mais s'organisent autour d'une perception. Tel dormeur croira entendre son nom, la sonnerie du téléphone, ou, plus angoissant, des pas dans l'escalier, ou à côté du lit. Tel autre aura l'impression qu'une partie de son corps grossit ou rapetisse, comme Alice, quand elle grignote son champignon au Pays des Merveilles. D'autres croiront flotter au-dessus du sol, sauter du haut d'une maison sans se faire mal.

Les hallucinations peuvent être agréables ou déplaisantes. Mais il est vrai que, chez un sujet perturbé, elles ont tendance à être colorées par l'anxiété, surtout s'il cherche à fuir une réalité pénible. Alors, au lieu d'être un refuge, le sommeil devient une prison, et dans cet abri onirique se déchaînent les pires visions où l'angoisse fait sa loi. Peu d'auteurs ont décrit le phénomène hallucinatoire de façon aussi précise que Dostoïevski dans *Crime et châtiment.* Son héros, l'étudiant Raskolnikov, tue sa vieille logeuse et sa sœur à coups de hache. Puis, hébété, il passe le plus clair de son temps à déambuler ou à rester couché sur son divan, où il devient la proie d'hallucinations, de cauchemars, de délires fiévreux plus ou moins paranoïaques.

> « Il se déshabilla et, comme un cheval poussé à la limite de ses forces, il se coucha sur le divan, tira la capote sur lui, et perdit tout de suite conscience...
> Un cri terrible le réveilla dans une obscurité totale. Mon Dieu, ce cri ! Des bruits tellement contre nature, des gémissements, des hurlements, des plaintes semblables, jamais encore il n'en avait entendu, jamais il n'en avait vu. Il se redressa, pris de terreur, et s'assit sur le lit, torturé, croyant mourir à chaque seconde. Mais le tabassage, les hurlements, et les insultes devenaient de plus en plus forts. Et là, à sa stupeur la plus extrême, il distingua soudain la voix de sa logeuse[2]. »

Cette hallucination survient dans un état intermédiaire, au réveil puisque Raskolnikov perd conscience dès qu'il se couche, le soir, et se réveille dans une obscurité totale. Tout se passe comme si à la suite du cri – rêvé – surgissaient d'autres sensations auditives, qui provoquent chez lui une peur violente : dans les voix, il reconnaît celle de la femme qu'il a assassinée. Le cri déclenche un éveil confusionnel, où se déroule une scène imaginaire. Lorsqu'il évoque cette scène à une visiteuse bien réelle venue lui apporter de la soupe juste après l'incident, elle lui dit qu'il ne s'est rien passé et que ses perceptions altérées doivent être provoquées par un foie malade. Il s'agit donc sans doute d'une hallucination auditive sur fond d'angoisse paroxystique. Littéralement sidéré, Raskolnikov attend sa mort prochaine, sans percevoir un seul instant qu'il est victime d'une illusion de ses sens, dans ce moment incertain entre l'univers onirique et l'univers réel. À la vérité, les deux sont aussi angoissants l'un que l'autre. Il déambule dans les rues de sa ville comme un aveugle, prisonnier de ses idées morbides et de ses ruminations et son état d'éveil est tout aussi obnubilé que son sommeil qui, loin de lui offrir un refuge, le met nez à nez avec ses peurs et ses angoisses, notamment celle d'être arrêté.

Ce cauchemar ininterrompu ressemble à une hallucination hypnopompique. Hallucinations hypnagogiques et hypnopompiques ne sont pas strictement symétriques. À l'endormissement, il peut y avoir sensation d'apesanteur, de flottement, et les images tournent autour de ce qui est survenu dans la journée ou très récemment. Au réveil, en revanche, au moment du passage entre rêve et réveil, l'hallucination laisse parfois le dormeur désorienté. De plus, l'hallucination hypnopompique peut s'accompagner d'une paralysie du sommeil, comme cela survient souvent à la fin d'une sieste ou au moment du réveil matinal. Le dormeur est totalement incapable de bouger ses membres, et ses paupières lourdes résistent à l'ouverture. Il est fréquent, à ce stade, de vouloir fuir, courir, et d'en être incapable, ce qui provoque une grande anxiété. L'atonie musculaire se prolonge alors que le cerveau est réveillé, tandis qu'à la fin du sommeil paradoxal l'éveil du cerveau coïncide avec la reprise du tonus musculaire. C'est cette légère désynchronisation qui distingue la paralysie du sommeil et la fin du sommeil paradoxal marquant la fin d'un cycle de sommeil.

Les hallucinations peuvent également signer d'autres pathologies, comme la confusion mentale, notamment dans les cas de sevrage (alcool, benzodiazépines), d'épilepsie et de diverses pathologies psychiatriques. Elles accompagnent les états délirants aigus et sont fréquentes dans certains délires chroniques et paranoïdes. D'ailleurs, le mot « hallucination » est lourd de connotations inquiétantes et on l'utilise peu dans la langue courante, qui a plus volontiers recours aux mots « rêve » ou « cauchemar ».

Les parasomnies : terreurs nocturnes, somnambulisme, cauchemars post-traumatiques

L'architecture de la nuit est ainsi conçue que les perturbations des rêves ne surviennent pas de façon anarchique chez les sujets sains. La première période de la nuit, celle qui est la plus riche en sommeil lent profond, est celle où se produisent les crises de somnambulisme, les terreurs nocturnes et les rêves post-traumatiques, alors que c'est au cours des deuxième ou troisième tiers de la nuit que surviennent les rêves d'angoisse, ou cauchemars.

L'accès de terreur nocturne est aussi troublant pour l'entourage que le somnambulisme. Fréquent chez les enfants, rare chez les adultes, il peut apparaître dès trois ans et cesse le plus souvent vers dix ans de façon spontanée. Il s'agit d'un éveil incomplet à la fin d'un épisode de sommeil lent profond (stade IV). L'accès peut aller de quelques secondes à une quarantaine de minutes. L'enfant se dresse dans son lit, s'assoit, les yeux ouverts. Il a manifestement peur, est en sueur, souvent oppressé, et son cœur bat très vite. Il lui arrive de marmonner des mots sans suite, peu intelligibles. Malgré son agitation et ses yeux ouverts, il ne réagit pas aux stimulations extérieures. La tentation de le réveiller est forte pour qui assiste à la scène, mais le dormeur risque alors d'avoir des réactions agressives, ou devenir encore plus agité. Si un éveil survient, il racontera ce qui a provoqué sa terreur. En général, à la différence du rêve, il n'y a pas de scénario, mais une seule image terrifiante : l'enfant se voit dans une voiture qui s'écrase, ou emporté par une vague, ou face à un train qui fonce sur lui. S'il ne se réveille pas, ce qui est le cas le plus fréquent, il se rendort paisiblement et n'a au matin aucun souvenir de l'épisode. Chez l'adulte, les terreurs nocturnes sont aggravées par l'alcool et le stress. Elles peuvent être soignées par psychothérapie ou par des médicaments supprimant les stades III et IV du sommeil.

Comme les terreurs nocturnes, le somnambulisme affecte surtout les enfants et les adolescents, beaucoup plus rarement les adultes. Mais, alors que dans les deux premiers groupes, on ne constate aucun trouble psychologique particulier, les somnambules adultes ont souvent des problèmes émotionnels. Phénomène spectaculaire, le somnambulisme ne présente aucun danger pour le dormeur, hormis celui de renverser les objets se trouvant sur son passage, de se blesser ou de tomber, ou encore d'avoir des attitudes alimentaires étranges comme manger un sandwich avec une cigarette au milieu...

La littérature a souvent utilisé à des fins dramatiques le somnambule, personnage qui non seulement dort debout, mais de plus circule les yeux ouverts et sans rien voir. Elle est riche de possibilités esthétiques et dramatiques, cette association du sommeil et de la marche, de l'inconscience et de la mobilité, et a stimulé de tout temps l'imaginaire des créateurs. On se souvient de Lady Macbeth déambulant nuit après nuit dans le château de Dunsinane, se frottant les mains pour tenter d'effacer une imaginaire tache de sang[3], de la malheureuse Lucy, l'héroïne de *Dracula*, qui subit les morsures du comte au cours de ses épisodes de somnambulisme – il faut dire aussi qu'elle va errer en chemise de nuit dans un cimetière au clair de lune[4]...

Le vécu du commun des somnambules est beaucoup plus anodin. Le sujet se lève, les yeux ouverts, le regard vitreux, l'expression absente. Il déambule sur un trajet connu, avec un équilibre plus ou moins précaire. Si on lui adresse la parole, il ne répond pas et reste inconscient pendant l'accès. Puis il se laisse reconduire docilement au lit et se rendort d'un sommeil paisible. Au réveil, il ne se souvient généralement de rien. Pour éviter les accidents, l'entourage prendra soin de fermer portes et fenêtres et de mettre à l'abri les objets contondants ou fragiles. Banal chez l'enfant (10 à 15 % d'entre eux ont des épisodes de somnambulisme), il débute entre deux et quatre ans et disparaît en général à la puberté sans qu'un traitement soit nécessaire. Le somnambulisme de l'adulte, beaucoup plus rare, survient généralement à la faveur d'un événement déclenchant chez des sujets extravertis ayant parfois des tendances agressives, mais pas toujours. Il concerne environ 2 % de la population. Contrairement aux enfants, les adultes gardent des souvenirs confus de leurs accès, dont les contenus anxiogènes déclenchent souvent un besoin de s'échapper pour fuir un danger.

Autre trouble du sommeil lent profond du début de la nuit, le cauchemar post-traumatique, qui traduit une anxiété très intense, provoquée par un événement identifiable et tragique. Dans l'état de stress post-traumatique, les rêves « traumatiques » ont lieu en dehors du sommeil paradoxal, souvent entre une heure et trois heures après l'endormissement, généralement plus tôt dans la nuit que les rêves d'angoisse typiques, qui se situent de préférence dans les deux à trois dernières heures de sommeil.

Ce genre de rêve peut survenir chez des personnes ayant été confrontées à une situation très violente, comme victimes ou témoins. Dans tous les cas, il y a eu risque de mort, menace de mort, ou atteinte à l'intégrité physique. On a beaucoup parlé des cauchemars des vétérans du Vietnam et des survivants de l'Holocauste, mais les protagonistes des guerres, combattants ou civils, les otages, les victimes d'attentats, de viols, tous les rescapés de situations extrêmes sont exposés à ce type de rêves. Ils sont récurrents et peuvent durer pendant des années. Dans le rêve post-traumatique, il y a peu d'élaboration et l'angoisse apparaît de façon brute, pour ainsi dire, et d'autant plus violente.

On citera le cas d'un patient qui a vécu le débarquement en Normandie, alors qu'il était enfant. Toute sa famille est morte dans un bombardement dont il a été le seul survivant. Pendant quarante ans, il a eu chaque nuit le même cauchemar, revivant sans fin les événements du jour où tous les siens avaient péri, et se réveillant dans un état d'angoisse extrême. Le traitement a consisté à diminuer son sommeil paradoxal en quantité et en qualité au moyen d'un médicament. Après l'arrêt de celui-ci, le cauchemar n'est pas revenu, comme si le « programme » avait été effacé. Le rêve post-traumatique a disparu du jour au lendemain. Les événements sont certes restés accessibles dans la mémoire de cet homme, mais ses nuits ont été libérées de la scène qui le hantait et, peu à peu, il a pu sinon oublier, du moins se protéger de ce passé traumatisant et mieux s'adapter au présent.

Ces troubles du réveil en sommeil profond ne sont pas le résultat de rêves à proprement parler, mais d'une activité onirique chargée d'angoisse qui ne suit pas le modèle du rêve. Dans les deux premiers cas (terreurs nocturnes et somnambulisme), le dormeur lutte contre le sommeil, mais ne parvient pas à lui échapper. Dans le troisième, il n'y échappe que pour le retrouver la nuit suivante, avec la scène qui l'obsède.

Les cauchemars

Dans le cauchemar, au contraire, le rêveur peut fuir par le réveil, qui le libère et le soulage. Tout se passe comme si le rêve brisait le sommeil. Le cauchemar est un rêve détaillé, très construit et souvent riche en sensations visuelles, auditives ou autres. Il s'accompagne d'une sensation d'angoisse très forte provoquant le réveil. Si les cauchemars surviennent en général au cours des deux ou trois dernières heures de la nuit, en sommeil paradoxal, ils peuvent se produire en stade II, mais plus rarement. Au réveil, le rêveur retrouve vite sa vigilance, accompagnée d'un immense soulagement. Le cauchemar s'inscrit en général de façon durable dans la mémoire, à la différence des rêves plus anodins ou agréables, qui n'induisent pas un réveil brutal.

Le cauchemar « ordinaire » survient pendant la portion finale de la nuit. Il traduit en général une tension, une peur, ou les émotions provoquées par une période difficile actuelle ou passée, un deuil, un divorce, des disputes. Il peut aussi être lié à un spectacle angoissant comme un film d'horreur vu par un sujet impressionnable.

Le mot a une étymologie intéressante. Il vient du picard *cauche,* forme d'un verbe qui signifie « presser », et de *mare*, « fantôme provoquant de mauvais rêves », emprunt picard au néerlandais. Avoir un cauchemar, c'est très littéralement être oppressé par un spectre. La racine se retrouve dans l'anglo-saxon *mare,* « spectre » (l'anglais *nightmare* signifie donc « spectre de la nuit »). Avant la théorie freudienne, le cauchemar était perçu comme une visitation déplaisante de l'au-delà. On retrouve cette notion de visitation chez de nombreux peuples primitifs. Pour les Indiens Ojibwé d'Amérique du Nord, l'attrape-rêves, sorte de filet à papillons orné de plumes, bloque les cauchemars des bébés. Le rêve est d'ailleurs lié à la santé pour cette tribu, dont les membres vont raconter leurs songes aux chamans pour leur permettre de diagnostiquer la maladie et de prescrire le remède. Les ethnologues ont retrouvé cette pratique chez des peuples variés.

En s'éveillant d'un cauchemar, on retrouve immédiatement sa vigilance et il n'y a pas de désorientation. En revanche, l'impression de menace, d'humiliation ou le sentiment d'anxiété accompagnant le rêve peuvent mettre quelques instants à disparaître. On se souvient aussi d'ordinaire de ce qui a provoqué l'éveil. Les rêves anxieux sont en général détaillés, complexes, structurés et semblent assez longs pour former de petites histoires. On peut raconter un cauchemar. En période de stress, de deuil, les cauchemars sont souvent plus fréquents. Et, en dehors de ces épisodes éprouvants, il est banal d'avoir des cauchemars de temps à autre. Ils font partie en quelque sorte de notre paysage nocturne et peuvent avoir des degrés d'intensité et une charge anxieuse variable.

Le rêve anxieux perturbe le sommeil : en rompant la continuité de la vie psychique nocturne, il ne joue plus son rôle de gardien du sommeil. La situation rêvée, dangereuse ou morbide, est incompatible avec le sommeil. Le sujet renonce à dormir parce qu'il a trop peur de ce qui se passe dans son rêve, et seul le réveil peut libérer le rêveur. Contrairement aux terreurs nocturnes, les manifestations de peur du dormeur ne sont pas sensibles à des observateurs extérieurs. Un rêveur en proie à une angoisse abominable croit pousser un hurlement alors qu'il n'émet en réalité qu'un murmure. Ou son désir de crier le réveille et il se rend compte que, au lieu du hurlement libérateur, il ne parvient à produire qu'un faible grognement. Les cris à glacer le sang sont l'apanage des terreurs nocturnes et ne réveillent d'ailleurs pas le dormeur.

Lorsque les cauchemars sont fréquents, ils doivent cependant attirer l'attention du médecin, car ils peuvent être le signe d'une personnalité fragile ; par ailleurs, une recrudescence de cauchemars est susceptible d'annoncer la survenue d'un épisode délirant. En tout état de cause il est souhaitable de faire une évaluation psychologique du patient afin de l'orienter vers une psychothérapie, et, lorsqu'il y a menace d'un épisode délirant, vers une médication antipsychotique.

À l'interrogatoire, on constate que les patients qui se plaignent d'insomnies chroniques peuvent avoir des cauchemars fréquents, mais ils n'ont pas fait le lien entre les premières et les seconds, alors que tout se passe comme si leur sommeil n'était pas assez solide pour résister à leurs rêves anxieux.

Tous ces troubles, hallucinations, terreurs nocturnes, somnambulisme, rêves anxieux du sommeil lent ou paradoxal se regroupent dans les classifications internationales sous la rubrique des parasomnies. Cette catégorie rassemble divers troubles dont nous n'avons évoqué ici que les plus fréquents.

Les troubles du rêve engendrent des troubles du sommeil, car si rêve et sommeil sont différents l'un de l'autre, ils n'en ont pas moins d'étroits rapports. Freud considérait le rêve comme le gardien du sommeil. Plus récemment, Michel Jouvet a proposé de renverser la proposition. Pour lui, c'est plutôt le sommeil qui est le gardien du rêve car, en permettant à l'organisme de se recharger en énergie, il le prépare pour le rêve. Quoi qu'il en soit, les perturbations du rêve retentissent sur le sommeil, qu'elles aboutissent à un éveil complet – comme le cauchemar – ou incomplet – comme les terreurs nocturnes –, ou qu'elles ne s'accompagnent d'aucun éveil, comme le somnambulisme. Elles compromettent la fonction réparatrice et restauratrice du sommeil, car l'activité onirique a partie intimement liée à la qualité du sommeil. Et à celle de l'éveil.

8.

Le sommeil envahissant : hypersomnies, narcolepsies, apnées

> « Elle s'acharnait sur le sommeil Sophie dans les profondeurs du corps, elle en ronflait [...]. Goulue qu'elle était dans ces moments-là, ivrogne même à force d'en reprendre. »
>
> Céline, *Voyage au bout de la nuit*

Dans notre société où dynamisme, compétitivité, rendement, esprit d'entreprise sont les maîtres mots, l'excès de sommeil n'a pas sa place. Un loir, une marmotte peuvent difficilement jouer le rôle du battant, toujours sur la brèche et capable de réflexes fulgurants. Si l'insomniaque souffre de ses performances amoindries dans la journée, certains patients au profil très différent viennent consulter avec la même plainte. Ils peuvent avoir dormi dix heures d'une traite mais ont eu le plus grand mal à s'arracher du lit le matin, malgré des sonneries insistantes, multiples, voire successives. Et, une fois arrivés sur leur lieu de travail, ils doivent lutter contre la somnolence, surtout l'après-midi. Ils redoutent en particulier les exposés des collègues, les conférences où ils auront le plus grand mal à tenir les yeux ouverts. Et, s'ils vont au spectacle, il y a de fortes chances pour qu'ils n'en voient qu'une partie car, immobiles dans l'obscurité, ils s'endorment. Dans les cas les plus sévères, d'ailleurs, les patients s'endorment n'importe où, au restaurant, dans une bibliothèque, une salle d'attente, un moyen de transport. On imagine les désagréments liés aux correspondances ratées, ou pis, aux vols et agressions dont ces personnes peuvent faire l'objet. S'endormir un verre ou un couteau à la main présente des dangers évidents. C'est la vie tout entière qui est perturbée par cette pathologie.

Les excès de sommeil sont plus ou moins invalidants pour ceux qui en souffrent. Comme dans le cas de l'insomnie, ils sont vécus différemment selon les sujets. Certains dormeurs seront parfaitement bien après une nuit de dix heures. D'autres, qui ne dorment pas plus de sept heures la nuit, se plaindront vivement de leurs accès de somnolence quotidiens, alors qu'ils totalisent aussi dix heures de sommeil. Comme l'insomnie, l'excès de sommeil se mesure à la gêne qu'il engendre.

Il est des excès de sommeil normaux, disons-le tout de suite. On a davantage sommeil à certaines heures, comme on l'a vu à propos des rythmes, et à certains âges. Ainsi la grossesse s'accompagne-t-elle souvent d'envies de dormir incoercibles chez des femmes d'habitude très actives. On peut aussi constater des somnolences réactionnelles à la suite d'un jet-lag, d'horaires de travail inhabituels, de l'absorption de certains médicaments ou d'alcool. S'il n'y a rien d'anormal à « cuver son vin » ou à dormir quinze heures en revenant d'un voyage en Extrême-Orient, les excès de sommeil pathologiques, aussi appelés troubles de la vigilance, touchent environ 4 à 5 % de la population.

Dans les excès de sommeil ou hypersomnies, les trois troubles les plus fréquents sont la narcolepsie, l'hypersomnie idiopathique et les apnées.

La narcolepsie

La narcolepsie est sans doute la plus anciennement connue de ces affections. Le premier cas signalé en France remonte à 1880. Le docteur Gélineau décrit celui d'un marchand de tonneaux qui s'endormait malgré lui dans la journée et tombait sans cesse. La maladie se traduit par des accès de sommeil soudains et irrésistibles. Des chutes brèves et brutales du tonus musculaire, ou cataplexie, peuvent donner à ce trouble un caractère spectaculaire. Les patients s'endorment d'emblée en sommeil paradoxal, présentent souvent des hallucinations (hypnagogiques et hypnopompiques) et des paralysies du sommeil.

Il y a environ 30 000 patients en France, dont peu sont recensés. Cela représente 0,05 % de la population, soit à peine moins que de personnes atteintes de sclérose en plaques. Or on parle beaucoup moins de la narcolepsie, alors que les conséquences sont sévères et handicapantes.

La maladie, qui débute en général au début de l'âge adulte, est le plus souvent diagnostiquée très tardivement, et après d'autres diagnostics erronés (anémie, épilepsie ou dépression). Elle touche trois fois plus d'hommes que de femmes. Si une prédisposition génétique existe, les facteurs liés à l'environnement (modification des horaires de sommeil, stress) jouent aussi un rôle non négligeable dans l'apparition du trouble. Cela peut entraîner des comportements réactionnels, car, lorsqu'il sait qu'une émotion un peu forte – une crise de rire, une surprise, un compliment – risque de provoquer une cataplexie, le patient va chercher à la contrôler. Cela peut entraîner aussi un abord psychologique de l'émotion assez particulier, notamment une inertie dans la réponse au stress.

Le premier patient décrit dans la littérature médicale, en Allemagne en 1877, présentait des accès de sommeil soudains et des accès d'inhibition du langage et d'inhibitions motrices. Aujourd'hui, on pose le diagnostic à partir de la présence de quatre symptômes : accès de sommeil incoercibles, cataplexie, endormissement en sommeil paradoxal, occurrence fréquente de paralysies du sommeil ou d'hallucinations (hypnagogiques ou hypnopompiques). Les patients ont parfois en outre un sommeil nocturne haché qui peut aller jusqu'à l'insomnie, et il leur arrive de parler en dormant (somniloquie). La narcolepsie est aussi un trouble du rythme veille-sommeil, car ceux qui en sont atteints ont une courbe de température plate sur vingt-quatre heures. Par ailleurs, on constate systématiquement chez eux la présence de certains antigènes, qui permettent également de prévoir le risque (possible, mais pas systématique) de la maladie chez les enfants d'un narcoleptique.

La narcolepsie constitue un désavantage plus ou moins lourd selon son degré de sévérité. Elle a des retentissements négatifs sur la vie sociale, professionnelle autant que relationnelle, de ceux qui en souffrent. Le narcoleptique a du mal à se concentrer, malgré toute sa bonne volonté. Contrairement à certaines maladies, la narcolepsie est peu reconnue par les pouvoirs publics, alors qu'elle a un impact psychosocial important. Elle compromet la vie familiale, non seulement par le biais des conséquences professionnelles, mais aussi à cause du manque d'investissement et de fiabilité qu'elle engendre dans de multiples domaines. Comment confier par exemple le soin des conduites scolaires des enfants à un conjoint dont on n'est pas sûr qu'il ne sera pas terrassé par le sommeil à l'heure d'entrée ou de sortie des classes ? Par ailleurs, lorsqu'elle survient de bonne heure, la narcolepsie peut engendrer chez les enfants des retards scolaires et il importe de la diagnostiquer de façon à éviter de cataloguer les jeunes narcoleptiques comme d'incurables paresseux. Cette maladie a un retentissement plus ou moins grave sur la personnalité, car elle provoque souvent une absence de confiance en soi et un sentiment d'impuissance, voire de désespoir qui peuvent aboutir à diverses formes de troubles psychologiques. Il est souhaitable que le dépistage de cette maladie survienne au plus tôt afin de permettre une prise en charge thérapeutique efficace et d'empêcher les complications personnelles et pathologiques dont elle peut être la cause.

L'HYPERSOMNIE IDIOPATHIQUE

L'hypersomnie idiopathique, elle, est moins spectaculaire et plus insidieuse. La maladie se caractérise par une tendance à faire des nuits longues, une difficulté à se lever et des accès de somnolence diurne fréquents. Par rapport aux narcoleptiques, la proportion de patients atteints d'hypersomnie idiopathique est moindre : de 6 000 à 9 000 personnes. Mais peu sont diagnostiqués, et la largeur de la fourchette s'explique justement par la difficulté du diagnostic. Certaines pathologies, comme les SAD ou des retards de phase, sont parfois étiquetées à tort comme hypersomnies idiopathiques, alors qu'elles ne doivent pas être traitées de la même façon. Par ailleurs, l'hypersomnie idiopathique peut passer inaperçue, ou recevoir un diagnostic d'asthénie ou de dépression.

On citera le cas d'une jeune patiente qui a souffert de ce trouble pendant huit ans sans qu'il soit identifié, recevant divers traitements, tous aussi inefficaces. Vers quatorze ans, elle a commencé à avoir du mal à se lever le matin, à éprouver l'envie de faire la sieste le week-end et à se plaindre de somnolences à l'école. Cela a été mis sur le compte de la crise d'adolescence.

À seize ans, elle a perdu son père. Les troubles ont continué. Ils ont été mis sur le compte du deuil. Elle a entrepris des études longues et ardues, a été soignée pour asthénie, a pris des fortifiants, des vitamines. S'ils ne lui ont pas fait de mal, ils n'ont pas agi sur ses troubles. On a pratiqué des prises de sang à la recherche d'une anomalie de la formule, d'un manque de fer, d'une éventuelle hypothyroïdie. En vain. Elle a eu recours à l'acupuncture, à l'homéopathie, à la naturopathie, à diverses médecines parallèles, chaque fois avec de grands espoirs, et des déceptions à la mesure de ses espoirs. Cette fatigue rebelle a engendré un réel découragement, d'autant que son entourage finissait par se lasser et la prendre pour une hypocondriaque. Lorsque, à l'occasion d'une intervention orthopédique, l'anesthésiste lui a annoncé brutalement à l'issue du bilan préopératoire : « Mais enfin, mademoiselle, vous êtes dépressive ! », elle a décidé d'en avoir le cœur net. Elle a pris rendez-vous avec un spécialiste du sommeil qui avait soigné l'un de ses proches, afin de savoir si cette envie de dormir était pathologique ou s'il s'agissait d'un sommeil-refuge, auquel cas elle avait l'intention de demander au médecin de l'adresser à un psychiatre. Les réponses au questionnaire de routine ont aiguillé le médecin vers une hypersomnie idiopathique, amplement confirmée par les enregistrements polysomnographiques. Le traitement l'a aussitôt soulagée et elle a été débarrassée à la fois de la somnolence diurne qui lui interdisait de travailler à plein rendement et de l'impression de culpabilité diffuse engendrée par cette fatigue permanente qui ne disait pas son nom, ainsi que du sentiment d'échec qui s'installait après s'être vu refuser de peu à un concours où elle n'avait plus le droit de se représenter. Soignée, elle a pu se réorienter et a brillamment réussi ses examens.

On a cité ce cas en détail car l'hypersomnie idiopathique peut passer longtemps inaperçue, étant parfois délicate à identifier. Recommander à un hypersomniaque d'aller se coucher est contre-productif. Et pourtant, c'est ce que beaucoup d'entre eux s'entendent dire. Comme l'insomnie, la fatigue est l'un de ces symptômes flous qui sont souvent épinglés comme « psychosomatiques », donc mineurs. Il convient de remonter le fil grâce aux symptômes associés, avec d'autant plus de détermination que la fatigue est sévère et persistante.

Si l'insomnie et le rêve ont toujours été considérés avec sérieux, les excès de sommeil n'ont guère attiré l'attention des médecins sauf la très ancienne « léthargie », terme qu'on utilisait autrefois pour décrire un « assoupissement profond et contre nature, qui ôte l'usage de tous les sens et qui est presque toujours mortel[1] ». Tomber en léthargie signifiait « être dans le coma ». Puis le sens du mot s'est élargi pour désigner la torpeur et l'apathie. L'hypersomnie récurrente n'est répertoriée qu'en 1925, le syndrome de Pickwick ou apnée du sommeil à partir de 1956. La première échelle de somnolence date de 1972. « D'une certaine manière, il a fallu attendre le dernier quart du XXe siècle pour que les spécialistes du sommeil s'intéressent activement aux différentes formes d'excès de sommeil et entreprennent de les faire connaître à la communauté médicale », écrit Michel Billiard[2]. Et même si elles sont aujourd'hui répertoriées et étudiées, elles ne sont pas encore bien connues du grand public, ni aussi familières que la maladie de Parkinson ou le somnambulisme par exemple. Devant quelqu'un qui dort trop, on ne pense pas d'emblée à la maladie, mais on soupçonne la paresse, l'hypocondrie ou la dépression, entre autres. Et ce regard dépréciateur de l'entourage peut enfermer le malade dans sa détresse, en lui renvoyant une piètre image de lui-même.

Un cas clinique selon Dickens

De fait, les personnages qui dorment au milieu de l'activité, voire de l'agitation générale ont toujours été traités sur le mode comique, dans les tableaux comme au théâtre ou dans la littérature non médicale. Ce décalage inattendu, voire incongru entre le sommeil et la situation où il survient est source de ridicule. Il provoque le rire, parfois l'exaspération, mais quoi qu'il en soit, le dormeur n'est pas pris au sérieux

On trouve aussi une description quasi clinique de l'hypersomnie sous la plume de Dickens. Le sommeil dans tous ses états est très présent dans *Les Aventures de Mr. Pickwick.* À croire que l'auteur était particulièrement sensible aux infinies variations des états de veille et de sommeil. Non seulement les honorables membres du Pickwick Club ont tous tendance à s'assoupir plus souvent qu'à leur tour, ce qui témoigne à la fois d'un bon naturel et d'une conscience en repos, mais les personnages secondaires croisés au hasard des rencontres et des pages présentent parfois des symptômes qui, de nos jours, attireraient l'attention des spécialistes du sommeil. L'un des plus souvent décrits est un certain Joe, jeune et obèse, valet de son état, qui s'endort à tout instant, debout, assis ou couché, et ne sort de sa somnolence que lorsqu'il est sollicité par une sensation désagréable ou par sa gourmandise. Il apparaît au début du livre lors d'un pique-nique en calèche à l'occasion de grandes manœuvres.

> « Accroché derrière la calèche se trouvait un panier de dimensions spacieuses, l'un de ces paniers qui éveillent toujours dans les esprits contemplatifs des associations de volailles, langues froides, et bouteilles de vin ; et sur le siège à côté de celui du cocher était assis un gros garçon au visage rougeaud en train de somnoler ; aucun observateur porté aux conjec-

tures n'eût pu le regarder un instant sans voir en lui l'administrateur officiel du contenu du panier susmentionné, lorsque viendrait l'heure de le consommer.

Mr. Pickwick avait jeté un bref regard à ces intéressants objets lorsqu'il fut à nouveau hélé par son fidèle disciple.

"Pickwick, Pickwick, dit Mr. Tupman, montez donc avec nous. Faites vite.

– Allez, venez, monsieur. Je vous en prie, montez, dit le gentleman corpulent. Joe ! reprit-il. La peste soit de ce garçon, le voilà qui s'est rendormi. Joe, déplie le marchepied."

Le gros garçon se laissa rouler au bas de son siège, déplia le marchepied et tint la porte de la voiture ouverte, invitant les nouveaux venus à entrer. Mr. Snodgrass et Mr. Winkle montèrent incontinent.

"Il y a de la place pour vous tous, messieurs, dit l'homme corpulent. Deux à l'intérieur, un à l'extérieur. Joe, pousse-toi pour laisser la place à l'un de ces messieurs sur le siège à côté de moi. Allons, monsieur, venez." Il étendit son bras et hissa d'abord Mr. Pickwick, puis Mr. Snodgrass dans la calèche à la seule force de son poignet. Mr. Winkle grimpa sur le siège avant, le gros garçon remonta en se dandinant sur le même perchoir, où il s'endormit instantanément.

[...]

Tout le monde était fort excité, hormis le gros garçon, qui dormait aussi profondément que si le grondement du canon était sa berceuse habituelle.

"Joe, Joe !" cria le gentleman corpulent lorsque la citadelle fut prise et qu'assaillants et assiégés s'assirent pour déjeuner. "La peste soit de ce garçon, il s'est rendormi. Soyez gentil de le pincer, monsieur – dans la cuisse, s'il vous plaît ; rien d'autre ne le réveille. Détache le panier, Joe."

Le gros garçon, qui avait effectivement été réveillé par la compression d'une portion de sa jambe entre le pouce et l'index de Mr. Winkle, roula une fois de plus au bas de son siège et se mit en devoir de déballer le panier avec plus de diligence que n'en laissait augurer son inactivité précédente. [...]

"Allez, Joe, les volailles. La peste soit de ce garçon, il s'est

> rendormi. Joe ! Joe !" (Après avoir reçu diverses tapes sur la tête avec une canne, le gros garçon émergea non sans difficulté de sa léthargie.) "Allez, passe les victuailles."
> Il y eut dans la sonorité de ce dernier mot quelque chose qui stimula le plantureux jouvenceau. Il se leva d'un bond et les yeux de plomb qui étincelaient derrière les montagnes de ses joues se fixèrent avec une concupiscence insistante sur la nourriture qu'il sortait du panier[3]. »

Le personnage reparaît à plusieurs reprises dans le livre, toujours entre deux sommes, à tel point que les autres se demandent s'il est conscient de ce qui l'entoure. Envoyé par exemple porter un message à Mr. Pickwick, après avoir frappé à la porte si fort qu'il a ébranlé toute la maison, il offre à celui qui lui ouvre un bien surprenant spectacle.

> « L'objet qui se présenta aux yeux du commis étonné était un gros garçon – un garçon d'un embonpoint extraordinaire – en livrée de domestique, debout sur le paillasson, les yeux fermés comme s'il dormait. Jamais le commis n'avait vu garçon aussi gros, même dans une caravane de cirque ; et ceci, associé au calme de ses traits au repos, si différent de ce à quoi on aurait pu raisonnablement s'attendre de la part de celui qui avait tambouriné avec une telle vigueur, l'emplit de stupeur.
> "Que se passe-t-il ?" demanda le commis.
> Ce à quoi le surprenant garçon ne répondit mot ; mais il hocha une fois la tête, puis, d'après ce que crut entendre le commis, il parut émettre un léger ronflement.
> "D'où venez-vous ?" s'enquit le commis.
> Le garçon n'eut aucune réaction. Il respirait fort, mais était totalement immobile par ailleurs.
> Après avoir répété sa question trois fois sans recevoir, aucune réponse, le commis s'apprêtait à refermer la porte quand le garçon ouvrit soudain les yeux, cligna des paupières à plusieurs reprises, éternua et leva la main comme pour recommencer à frapper[4]. »

Joe est un personnage de comédie. Si sa somnolence récurrente fait rire, c'est qu'elle est non seulement peu banale, mais prévisible, puisque le personnage est ainsi programmé. Comme souvent dans la littérature et au théâtre, un symptôme, parce qu'il est répétitif et donc attendu, crée une connivence amusée entre auteur et public. Les misères physiques – évanouissements, vapeurs, mauvaise humeur due à la dyspepsie, traits physiques appuyés, difformités et claudications en tous genres – prêtent souvent à rire alors qu'elles n'ont rien de drôle par elles-mêmes.

Dans *Les Aventures de Mr. Pickwick*, Dickens a l'originalité de se servir des troubles du sommeil comme ressort comique. Le personnage de Joe l'hypersomniaque offre un contrepoint efficace à son entourage : posé dans des scènes dramatiquement intenses (grandes manœuvres, échanges amoureux clandestins) en qualité de préposé à la table ou de messager, il promène sa rondeur somnolente et muette au milieu de l'agitation ambiante.

Spontanément, le personnage n'est pas vigile, mais assoupi, un état dont il n'est tiré que par des sollicitations appuyées, auditives ou tactiles : la voix de son maître, qui crie toujours son nom à deux reprises (en effet, une seule syllabe ne suffirait sans doute pas à le réveiller...), un pincement, ou des questions répétées avec insistance. Joe semble d'ailleurs dans son sommeil trier les informations sensorielles qui lui parviennent. Les bruits qui ne le concernent pas directement ne l'émeuvent pas, et il peut continuer à dormir dans un vacarme qui interdirait à un homme normalement constitué de fermer un œil. La lumière ne l'affecte pas, non plus que les sensations tactiles, hormis chocs et pincements infligés à sa personne. Il dort dans toutes les positions, même debout.

Comme il parle très peu, sauf lorsqu'on le questionne instamment, on ne sait jamais au juste ce qu'il enregistre. Temps et mémoire paraissent flous pour lui. On ignore ce qu'il perçoit de son environnement puisqu'il a les yeux le plus souvent fermés et, quand il les ouvre, on n'est pas sûr qu'il regarde ce qu'il a devant lui, ni même l'enregistre. Il semble que ses passages par l'état de vigilance soient brefs, discontinus, et ne puissent s'effectuer que lorsqu'il est stimulé par ses sens, les ordres donnés (à condition qu'ils soient sans cesse renouvelés), ou une activité mécanique répétée sans interruption, car le sommeil se glisse par la moindre faille de son attention molle. Une seule exception à la règle : la vue ou l'odeur de la nourriture, qui le sort de sa somnolence et déclenche chez lui une concupiscence immédiate. Il est toutefois susceptible de s'endormir la bouche pleine, ce qui prouve que, si l'idée de la nourriture le stimule, il n'en va pas de même pour la réplétion.

Joe apparaît dans le livre comme un personnage cocasse, voire grotesque. Il n'empêche que la description de son comportement correspond fidèlement aux symptômes de l'hypersomnie. Joe ne reste éveillé qu'au prix de gros efforts et s'endort dès que son attention n'est plus sollicitée. Il glisse de la veille au sommeil avec plus de facilité qu'il n'émerge du sommeil. Son retour à la conscience s'assortit souvent d'un moment plus ou moins long de désorientation. Il lui arrive de s'endormir en exécutant une tâche. Cependant, lorsqu'il se réveille – ou plus exactement lorsqu'on le réveille –, il parvient à faire le lien entre deux moments de vigilance. Tout se passe comme si sa mémoire fonctionnait en pointillé. En revenant à l'état vigile, il retrouve sa mémoire des ordres, des lieux, bref, de l'univers social dans lequel il évolue. Mais ce que l'on ignore, c'est si, lorsqu'il se rendort, il retrouve un autre continuum, un autre univers, personnel celui-là, un temps onirique. Rêve-t-il, d'ailleurs ? Et si oui, reprend-il son rêve là où il a été interrompu ? Il semble vivre dans une perpétuelle oscillation entre le monde social, celui des horloges, des calèches, des pique-niques, des exigences de son maître, et un autre monde dont lui seul a la clé. Dans quel espace plonge Joe quand il ferme les yeux ? Dans quel temps évolue-t-il, lui qui oscille sans cesse entre deux états où les repères ne sont pas les mêmes, mais entre lesquels il circule sinon avec aisance, du moins avec une familiarité née d'une longue pratique ?

Si Dickens ne répond pas à ces questions, du moins se posent-elles à la lecture des aventures de Joe. Bien que le personnage soit décrit sur le mode comique, avec les traits appuyés et les répétitions d'usage, le tableau n'en perd pas pour autant sa précision ni sa pertinence.

Les apnées du sommeil

Ce qu'on décrit depuis 1956 comme le syndrome de Pickwick, ce n'est pas la pathologie de Joe, une hypersomnie sévère, mais un tableau qui renvoie davantage à celle de Mr. Pickwick : une obésité avec apnées du sommeil, somnolence intermittente, diminution du taux d'oxygène dans le sang, augmentation du taux de gaz carbonique et du nombre de globules rouges dans le sang. On a vu que Mr. Pickwick se caractérisait par sa rotondité, sa propension à s'endormir le jour, et ses ronflements sonores (entrecoupés à l'occasion d'un étouffement, dit l'auteur). L'apnée est une suspension de la respiration pendant le sommeil, avec ou sans arrêt de l'effort ventilatoire. On parle d'apnée au-delà d'une suspension de plus de cinq secondes.

Classiquement, on distingue deux types d'apnées : les apnées obstructives et les apnées centrales.

Les premières surviennent chez des patients généralement corpulents, qui présentent une obstruction au niveau des voies aériennes supérieures : l'air passe mal entre le nez, le larynx et le poumon. Lorsque seulement 50 % de l'air passe, on parle d'hypopnées, qui peuvent durer jusqu'à plusieurs minutes dans certains cas.

Les apnées obstructives viennent de ce que l'air passe mal pour des raisons anatomiques : les voies aériennes s'affaissent (se collabent, dit-on plus techniquement) provoquant une résistance importante au niveau des muscles du thorax, de l'abdomen – en particulier du diaphragme – qui tentent de lutter contre l'obstruction en créant une différence de pression entre l'intérieur et l'extérieur. On peut avoir des apnées pendant l'éveil, mais cette pathologie relève directement de la pneumologie et on n'en parlera pas ici. L'apnée du sommeil débute avec un endormissement. À la fin de l'apnée, qui peut durer de cinq à plusieurs dizaines de secondes, on a une réaction d'éveil provoquée par la reprise de la respiration, toujours associée à un ronflement. Reprise de façon forte, la respiration redémarre, quelquefois sur une autre apnée. Lorsqu'un sujet a plus de dix apnées par heure, on parle de syndrome d'apnée obstructive du sommeil. Au-dessous de ce seuil, on considère que l'apnée est physiologique, et non inquiétante.

La sévérité du symptôme dépend de plusieurs facteurs, d'abord du nombre d'apnées par heure, mais aussi de leur durée, puisqu'elles provoquent un manque d'oxygène dans les tissus (hypoxie), ou dans le sang (hypoxémie), ou une augmentation du gaz carbonique dans le sang (hypercapnie). L'oxygène ne sera pas transmis par les alvéoles au niveau du poumon. Donc les globules rouges, qui normalement puisent là l'oxygène de l'air, ne seront pas suffisamment alimentés au niveau de la barrière alvéolo-capillaire. Tout cela se traduit par l'irrigation insuffisante d'organes tels que le cerveau, les reins ou le cœur. Au cours de ces apnées du sommeil, on a des risques de désaturation, autrement dit de carence en oxygène susceptible d'entraîner diverses pathologies cardiaques (troubles du rythme cardiaque, angor) ou cérébrales (troubles de la mémoire, pseudo-démences). Ces troubles disparaissent si on soigne l'apnée. Il faut toutefois la traiter assez tôt, avant que les troubles ne soient installés et irréversibles, comme l'hypertension artérielle essentielle par exemple.

Le nombre d'apnées n'est pas un bon marqueur. Si par exemple, un patient n'a que sept apnées, mais qu'elles sont de deux minutes chacune, et que la désaturation est importante, il pourra souffrir de troubles plus graves qu'un patient ayant trente apnées par heure, mais dont chacune dure six secondes seulement, sans carence significative en oxygène.

C'est principalement dans la population masculine que l'on constate les apnées du sommeil. On pense que le tiers des hommes de plus de cinquante ans, hypertendus et en surcharge pondérale présentent un syndrome d'apnée du sommeil. Le coût de santé qu'il engendre est considérable, compte tenu du nombre de ceux qui en souffrent.

Certains signes peuvent faire soupçonner les apnées. D'abord, la prise de poids avec augmentation du diamètre du cou. Puis, l'habitude de se lever souvent la nuit pour aller uriner (nycturie) : certes, ce symptôme n'est pas univoque, puisqu'il accompagne aussi l'adénome prostatique, mais s'il est consécutif à l'apnée, il disparaît lorsqu'on traite celle-ci. Assurément, une nycturie provoquée par une apnée du sommeil ne bénéficiera guère d'une opération de la prostate, qui peut avoir au reste un certain nombre d'effets secondaires fâcheux.

La somnolence diurne excessive doit aussi faire envisager le diagnostic d'apnée du sommeil, ainsi qu'une sudation ou une salivation exagérée, des brûlures d'estomac, une impuissance et une sensation d'étouffement nocturne. À la fin de chaque apnée, il y a un éveil, perçu ou non par le dormeur. Les apnéiques accèdent rarement au sommeil lent profond. Ils parviennent rarement au stade III à cause de leurs apnées. En revanche, quand ils y arrivent, les apnées sont pratiquement absentes. Par ailleurs, ils conservent leur sommeil paradoxal, où, curieusement, il n'y a pas ou très peu d'apnées. À cause de l'absence de sommeil lent profond, le cerveau se repose mal et ces patients présentent fréquemment des pseudodémences.

On voit souvent s'installer une dichotomie entre deux types d'apnéiques : celui qui dort tout le temps, ou croit dormir tout le temps car il ne perçoit pas ses éveils et se plaint d'avoir toujours sommeil – comment pourrait-il se reposer compte tenu du caractère haché et incomplet de son sommeil ? – et celui qui perçoit ses éveils toutes les vingt secondes, le temps que dure son apnée, et dit ne pas pouvoir dormir. Dix à 15 % des apnéiques se plaignent d'insomnie. Ainsi, dans le syndrome de l'apnée du sommeil, l'hypersomnie et l'insomnie se rejoignent. Un questionnaire[5] permet d'affiner et d'orienter le diagnostic. Certains insomniaques qui se plaignent de somnolence diurne excessive sont en fait des apnéiques. On imagine le calvaire d'un patient qui a trente apnées de vingt secondes par heure ou soixante-dix apnées de dix secondes, et ce pendant les sept ou huit heures de la nuit. Les apnéiques souffrent de fatigue intense et chronique ; ils sont susceptibles de s'endormir n'importe où, au travail, voire au volant. On conçoit toutes les conséquences désastreuses que peuvent avoir les apnées sur les sujets eux-mêmes mais aussi sur la Sécurité sociale.

Hormis les apnées obstructives, on a également répertorié des apnées centrales, qui ont une étiologie complètement différente. Elles sont liées à une commande de la respiration qui se fait mal au niveau du tronc cérébral. Ces apnées, qui surviennent surtout pendant le sommeil paradoxal, sont moins nombreuses que les précédentes. En revanche, elles peuvent durer beaucoup plus longtemps (jusqu'à une minute trente, deux minutes), entraînant des désaturations parfois sévères, et ne se terminent pas systématiquement par un éveil aussi important. Dans ce type d'apnée, le thorax ne lutte plus. Les enregistrements polysomnographiques [6] montrent que l'air ne passe pas et que, à la différence de ce qui survient lors des apnées obstructives, ni les poumons ni l'abdomen ne luttent. Beaucoup d'articles ont été écrits sur ces apnées centrales (dont pourrait faire partie la mort subite du nourrisson) qui sont susceptibles d'entraîner de graves répercussions dans la mesure où on peut arriver à des oxymétries très basses. Chez un patient qui souffre par ailleurs d'une angine de poitrine, le manque d'oxygène peut être très dangereux pour les coronaires.

Les apnées du sommeil sont souvent associées à des troubles cardiaques et mentaux. On constate que les troubles du rythme cardiaque sont plus fréquents pendant le sommeil paradoxal, moment où la température n'est plus régulée. Si les commandes situées au niveau de l'hypothalamus (cf. chapitre sur les rythmes) sont un peu défaillantes, les synchroniseurs externes prennent le dessus, ce qui entraîne parfois des dysfonctionnements. Certains troubles paroxystiques du rythme se produisent surtout la nuit, de préférence pendant le sommeil paradoxal, d'où l'intérêt d'effectuer des électrocardiogrammes longs, de vingt-quatre ou trente-six heures, appelés enregistrements Holter.

Le meilleur moyen de traiter les apnées est l'envoi d'un flux d'air qui lutte artificiellement contre le manque de réactivité des muscles, au moyen d'une machine à pression partielle positive. Les patients dorment avec un masque qui envoie de l'air afin d'éviter aux muscles d'avoir à lutter contre l'obstruction et pallier l'effort musculaire excessif. Le masque peut être nasal ou naso-buccal selon le mode de respiration du dormeur. La Sécurité sociale accepte de rembourser ce type de traitement

Une seconde solution serait d'enlever l'obstruction au niveau du naso-pharynx, du voile du palais, ou de la base de la langue, là où elle se collabe avec le larynx. Traitement très à la mode dans les années 1980, l'uvulo-palato-pharyngo-plastie consiste à ôter le voile du palais. Toutefois, cette solution simple et moins coûteuse que la machine décrite ci-dessus rencontre 80 à 90 % d'échecs, car l'obstruction se situe souvent au niveau de la base de la langue, ce qui suppose une intervention trop complexe pour être envisageable. Les éventuelles prothèses pour ouvrir les mâchoires donnent des résultats tout aussi aléatoires. De légères améliorations peuvent être apportées par un appareil pour avancer la mandibule pendant le sommeil. Il s'avère souvent efficace d'observer certaines règles d'hygiène de vie : éviter les repas copieux ou arrosés le soir, éviter de dormir sur le dos et perdre du poids.

À la vérité, les traitements mécaniques, chirurgicaux, ou médicamenteux ne donnent pas de résultats miraculeux. En fait l'une des meilleures thérapeutiques en matière d'apnées du sommeil, c'est la perte de poids, car ce symptôme, on l'a dit, affecte en majorité les personnes corpulentes. On conseille par ailleurs à ces patients de dormir sur le ventre, car s'ils se couchent sur le dos, la loi de la gravité fait que la langue obstrue le pharynx, tandis que, s'ils dorment sur le ventre, la langue avance, donc l'air passe, plus facilement, même si le ronflement subsiste.

Les apnées du sommeil surviennent souvent chez de gros mangeurs, qui souffrent également d'accès goutteux (hyperuricémie), de cholestérol et de diabète.

Elles sont en général, on l'a dit, décelées par l'entourage. En général, c'est le compagnon de lit qui tire la sonnette d'alarme. Le ronfleur, lui, ne s'entend pas. Tout au plus peut-il constater une gêne, un sommeil extrêmement haché, peu reposant, et une impression de gorge sèche. À la consultation, il fait état de somnolence diurne excessive. Quand on voit un enregistrement, on repère les périodes d'éveil, mais elles ne correspondent pas nécessairement au vécu du sujet, ni surtout à la conscience qu'il a de la durée de son sommeil ou de ses éveils. On constate souvent un gros décalage entre l'abord subjectif du patient et les données objectives de l'enregistrement. Ainsi, les éveils qui se perçoivent sur l'enregistrement sont des éveils corticaux. Or tous les éveils corticaux ne s'enregistrent pas dans la mémoire, on l'a vu à propos des micro-éveils du sommeil normal. Comme celui de l'insomniaque, le vécu de l'hypersomniaque et de l'apnéique est éminemment subjectif, et leurs plaintes risquent d'être fort différentes de ce qu'on attendrait en voyant les données des enregistrements.

Le syndrome de Kleine-Levin

Parmi les troubles du sommeil susceptibles de s'accompagner d'une somnolence diurne, on en citera encore trois, beaucoup plus rares que les précédents, mais assez fréquents pour être signalés ici.

Le syndrome de Kleine-Levin s'observe chez des adolescents, par périodes de quelques jours à quelques semaines. Il s'agit d'une somnolence incoercible, accompagnée d'une faim compulsive, d'instabilité motrice et d'une désinhibition sexuelle. On peut aussi observer des hallucinations accompagnant les épisodes de somnolence. Ce syndrome atteint essentiellement les garçons. Il s'observe beaucoup plus rarement chez les filles et plus tard que chez les garçons, mais peut survenir à l'occasion des premières règles. Chez les deux sexes, il est parfois déclenché par un épisode grippal. Ce symptôme, spectaculaire et encore plus déstabilisant pour l'entourage que pour l'adolescent, guérit spontanément. Mais les épisodes hallucinatoires et la désinhibition sexuelle peuvent pousser l'entourage à faire hospitaliser le jeune patient en milieu psychiatrique. Si le diagnostic est bien posé, ce syndrome sans gravité guérit tout seul.

Le syndrome des jambes sans repos entraîne une somnolence diurne car il perturbe considérablement le sommeil. Il s'agit de contractures douloureuses et sensations désagréables de fourmillements dans le mollet contraignant à bouger la jambe. Pendant la veille, ces sensations peuvent rendre la station assise prolongée très pénible, obligeant les sujets qui en souffrent à se lever souvent, ce qui, dans les cas sévères, leur interdit même d'aller au spectacle. La nuit, elles constituent un facteur aggravant chez ceux qui ont tendance à l'insomnie. Chez les dormeurs normaux, elles provoquent un sommeil haché, peu reposant, et des accès de somnolence diurne consécutifs.

Ce syndrome est parfois associé à celui des mouvements périodiques des membres, notamment l'extension du gros orteil avec flexion du pied et du genou pendant le sommeil. Ces contractions de quelques secondes, qui surviennent environ toutes les trente secondes, entraînent un sommeil haché et des somnolences diurnes.

On ne passera pas ici en revue tous les troubles susceptibles de provoquer des somnolences. Signalons simplement deux autres types d'hypersomnies récurrentes, qui ont une origine organique ou psychiatrique. Les premières peuvent être liées à des traumatismes crâniens, des accidents vasculaires cérébraux, des encéphalites ou des tumeurs. Là encore, comme dans beaucoup de cas déjà cités, le trouble du sommeil est un symptôme renvoyant à une pathologie qui, elle, est extérieure. Les secondes sont liées aux dépressions. Si celles-ci s'accompagnent souvent d'insomnies, on l'a vu, elles peuvent aussi être associées à des hypersomnies. On connaît le sommeil-refuge de celui qui dort pour fuir une réalité qui le fait souffrir. Mais chez environ 20 % des patients souffrant de dépression majeure ou de maladie bipolaire, on constate une hypersomnie récurrente.

Les désagréments engendrés par les mauvais dormeurs, même à leur insu, sont légion. Le vécu de l'entourage et les reproches faits à ceux qui présentent un trouble du sommeil peuvent être plus ou moins intégrés par ceux-ci et apparaître dans leur plainte. En particulier, la gêne du compagnon ou de la compagne de lit se mêle intimement à celle du mauvais dormeur. « Tu ronfles », « tu donnes des coups de pied », « tu bouges tout le temps », « tu te lèves sans arrêt », « tu me gênes avec ta lumière », « tu parles en dormant », se réduisent à un dénominateur commun : « tu m'empêches de dormir ». Si le sommeil est ce que nous avons de plus irréductiblement intime et individuel, et s'il ne se partage pas, en revanche le lit, la chambre se partagent et peuvent devenir un lieu d'inconfort pour les mauvais dormeurs comme pour leur compagnon. Et si deux pathologies se côtoient, alors sans doute vaut-il mieux envisager de faire chambre à part. On frémit en imaginant ce que peuvent être les nuits d'une insomniaque avec un conjoint apnéique. Le problème, c'est que même bonne dormeuse au départ, la compagne d'un apnéique a un sommeil très perturbé à cause du bruit des ronflements. Si le bruit moyen du ronflement est d'environ 60 décibels (celui d'un moteur au ralenti), les ronflements de certains apnéiques peuvent atteindre les 90 à 100 décibels, soit celui d'un camion roulant sur l'autoroute. C'est dire les désagréments que ce type de ronflements engendre pour les autres.

Les maladies attenantes à l'éveil n'ont pas pignon sur rue : elles ne jouissent pas du même impact public que, disons, les myopathies ou la sclérose en plaques, alors que certaines, comme la narcolepsie ou l'hypersomnie idiopathique, constituent un handicap majeur pour ceux qui en souffrent. Mais, jusqu'à présent, elles n'ont guère suscité l'attention des pouvoirs publics. Encore assez mal connues, elles passent pour des bizarreries individuelles et reçoivent souvent les mêmes critiques qu'un défaut de caractère ou de comportement. De plus, elles sont fréquemment associées à d'autres pathologies. Dans ces conditions, l'établissement d'un diagnostic tient parfois du travail de détective.

Face à un trouble du sommeil ou de l'éveil, les patients ont un sentiment d'impuissance, car il est aussi difficile de lutter contre l'envie de dormir que contre l'hyperéveil. En l'occurrence, la volonté triomphe rarement, en tout cas pas dans une lutte de front. Si elle a un rôle à jouer, c'est dans l'établissement de stratégies pour vaincre le trouble et renforcer le contraste entre les deux états, veille et sommeil.

9.

Se soigner : diagnostic et stratégies thérapeutiques

> « À force de compter les moutons qui sautent dans mon lit
> J'ai un immense troupeau qui se promène dans mes nuits. »
>
> Barbara, « Mes insomnies »

Quand Morphée refuse de nous ouvrir les bras, la sagesse populaire conseille de compter les moutons. Activité assez exotique aujourd'hui pour les non-bergers. Et ennuyeuse à souhait. Une chose est certaine, c'est que le mouton n'induit pas naturellement le sommeil. Et les attitudes des uns et des autres face à celui-ci sont parfois radicalement opposées au but recherché, à savoir bien dormir.

L'HYGIÈNE DU SOMMEIL

Certains de nos rituels du coucher, d'apparence bien innocente, peuvent créer un inconfort, voire nous faire sauter un cycle de sommeil. À commencer par la sacro-sainte tisane. Mélisse, passiflore, aubépine, fleur d'oranger ou valériane, autant de plantes traditionnellement recommandées pour faciliter notre sommeil. Sans doute leurs effets bénéfiques ne sont-ils pas à mettre en doute, mais si elles sont infusées dans un quart de litre d'eau et absorbées au moment d'éteindre la lumière, le liquide se retrouvera un peu plus tard dans la vessie et provoquera un lever intempestif au cours des premiers cycles de sommeil. Certains se rendormiront, d'autres non.

Lors de la consultation de médecine du sommeil, le questionnaire standard des troubles de la vigilance s'accompagne aussi de questions sur l'hygiène de vie, ou plus précisément l'hygiène du sommeil. Certaines habitudes, certains gestes néfastes pour le sommeil ne sont pas perçus comme tels, et le lien avec l'insomnie ne se fait pas si on n'attire pas l'attention sur eux.

Une question aussi banale que « Prenez-vous du café ou du Coca ? » peut permettre de lever le voile sur les causes de certains troubles. On citera le cas d'une patiente, adressée à la consultation de sommeil pour insomnie rebelle. Les réponses au questionnaire ne faisaient rien apparaître de particulier. Tous les examens étaient strictement normaux. En revanche, à la question : « Prenez-vous du Coca ? », elle a répondu : « Oui » ; elle en buvait à peu près un litre et demi de 17 heures jusqu'au coucher, dès qu'elle commençait à se sentir un peu somnolente. Le début de son insomnie coïncidait avec le début de sa consommation régulière et copieuse de Coca. L'arrêt de cette boisson a suffi à régler le problème.

L'alcool a la réputation de faire dormir et de nombreux insomniaques prennent un, deux, trois verres dans cet espoir. Erreur. Ils pourront s'endormir lourdement, oui. Mais ils se réveilleront avec le cœur qui bat et une haleine de chacal vers 3 heures du matin. L'alcool provoque des éveils précoces et inconfortables après lesquels il est bien difficile de se rendormir. D'autant que le sommeil « sous alcool » est souvent visité par des cauchemars. « Bois un bon coup, tu dormiras mieux après » est donc un très mauvais conseil, qu'on entend pourtant souvent. Le vin rouge et la bière, notamment, sont investis de propriétés soporifiques totalement usurpées. Boire plus de deux verres de vin le soir – voire plus d'un seul chez les sujets sensibles ou de petit gabarit – relève de l'imprudence pour quiconque a des difficultés à dormir. Et une insomnie psychophysiologique banale peut souvent s'assortir d'alcoolisme, ce qui rend le traitement d'autant plus malaisé.

On citera le cas d'une patiente entrée doucement et banalement dans le cercle vicieux de la dépression et de l'alcoolisme. Professeur agrégée, elle a été quittée par son mari quatre ans auparavant. À ce choc affectif se sont ajoutés des problèmes de santé et d'argent. Elle a eu un cancer du sein, en rémission. À la suite de son divorce, elle a décidé de rester dans la maison que son mari et elle avaient achetée à crédit, et de continuer seule à payer les traites. Son salaire n'y suffisant pas, elle a dû accepter de faire des heures supplémentaires, ce qui entraîne un surcroît de travail et de fatigue. Le lycée où elle exerce se trouve à une heure et demie de transport de son domicile. Quand elle rentre chez elle le soir, elle boit du vin pour se calmer et pour dormir. Elle se rend parfaitement compte que son éveil n'est ni satisfaisant ni confortable : elle a des maux de tête fréquents, des performances intellectuelles ralenties, et se sent souvent dans un état confus. Le matin, elle a le plus grand mal à se lever et, le soir, elle s'inquiète à l'idée d'être en retard le lendemain matin. Mais, sans alcool, elle ne parvient pas à faire cesser la ronde des pensées parasites qui l'assaillent, l'angoissent et l'empêchent de trouver le sommeil. Cette femme a un abord de la vie très négatif. Elle est suivie par un psychiatre, mais vient à la consultation de sommeil pour faire le point. Il est simple : elle présente une insomnie d'endormissement, un retard de phase et a une mauvaise hygiène alimentaire.

Un constat de bon sens s'impose. Au lieu de boire pour éliminer le stress qui l'empêche de dormir et de se trouver confrontée à des effets secondaires sévères et anxiogènes, mieux vaudrait privilégier un moyen autre que l'alcool, qui entraîne un retard de phase : s'endormant très tard, elle se réveille de plus en plus tard. La sophrologie ou la relaxation pourraient permettre de casser ce cercle vicieux et de faire l'économie de traitements plus lourds. Mais, paradoxalement, si la Sécurité sociale prend en charge un traitement antidépresseur au long cours et des consultations pour alcoolisme, elle ne rembourse que très rarement les séances de sophrologie et la relaxation. Quand c'est le cas, il s'agit de séances à l'hôpital, à des heures ouvrables, celles où les gens qui travaillent sont indisponibles. De plus, en province, il faut souvent faire plus de cinquante kilomètres pour se rendre à l'hôpital le plus proche.

Une habitude anodine aux yeux de beaucoup suffit à nuire au sommeil : celle de prendre un apéritif. Bien sûr, un porto ou un whisky occasionnels n'ont que très rarement causé d'insomnie. Mais nombreux sont ceux qui, en rentrant chez eux, aiment prendre l'apéritif, rituel de détente symbolique – ce sont ceux-là mêmes qui prennent ainsi un whisky et deux bières et disent en consultation qu'ils ne boivent pas : la preuve, ils prennent de l'eau à table ! Supprimer l'apéritif relève de l'hygiène de vie toute simple dans le cas de patients dont l'insomnie est la conséquence de mauvaises habitudes alimentaires : un apéritif trop arrosé ou un repas du soir trop lourd suffisent en effet à provoquer une insomnie sur laquelle d'éventuels somnifères agiraient comme un cautère sur une jambe de bois.

Car, comme l'alcool, un repas copieux le soir compromet le sommeil. Idéalement, pour bien dormir, il faudrait dîner légèrement. Or le repas du soir est souvent le seul pris en famille. Par ailleurs, à midi, la plupart des personnes actives ne mangent pas beaucoup. Prendre son temps devant une table est le privilège d'une minorité, et ce repas familial en revêt d'autant plus d'importance. Enfin, lorsque ceux qui le préparent travaillent dans la journée, ils ne pourront le servir de très bonne heure, ce qui est encore nuisible à une bonne digestion. Face à ces exigences, on peut seulement recommander de boire peu et de privilégier les menus digestes.

Au nombre des mauvaises habitudes constatées en consultation, on peut signaler celle de dormir avec son animal de compagnie. Eh oui, au risque de s'aliéner la sympathie des amis des bêtes, il faut constater que le sommeil des animaux fait rarement bon ménage avec celui des humains, et mieux vaut laisser ces petits familiers à la porte de la chambre. On ne dort pas avec ses enfants, pourquoi dormirait-on avec son ou ses animaux ? Certes, le bruit d'un chat qui ronronne a d'indéniables vertus apaisantes, mais mieux vaut en profiter en dehors de la nuit si l'on ne veut pas être réveillé par un animal qui, s'il dort dix-huit heures par jour, n'en a pas moins des habitudes nocturnes. Il est parfois difficile d'expliquer à une mamie-chats qui a dix petits félins dans son studio que leur présence n'est pas forcément compatible avec l'hygiène du sommeil, voire avec l'hygiène tout court ; qu'ils perturbent ledit sommeil en se faisant les griffes sur les meubles, en miaulant pour avoir leurs croquettes, en réglant leurs différends à grand renfort de cris et feulements ; et que, s'ils viennent se lover sur la tête de leur maîtresse, ce n'est pas nécessairement bon pour ses voies respiratoires. Jour après jour, cette présence engendre un sommeil haché et, à long terme, une insomnie rebelle. Les chiens ne sont guère plus discrets ni plus hygiéniques. Aux amateurs d'animaux de savoir s'ils préfèrent mal dormir avec leur chat persan ou leur épagneul breton bien-aimé ou dormir confortablement sans eux.

Une autre habitude des plus nocives pour le sommeil est celle d'associer la chambre à autre chose qu'au repos. Le lit est fait pour dormir à l'exclusion de toute activité, hormis celle qui y est le plus souvent associée. S'y disputer, y travailler, y faire ses abdominaux, y téléphoner, y manger sont autant d'initiatives peu recommandables. En tout cas, pour qui souhaite dormir. Or beaucoup d'insomniaques pensent que se mettre au lit est propice au sommeil afin de saisir ce dernier dès qu'il approche. Sous prétexte de se détendre, ils ouvrent leur lit à leurs soucis, par le biais du téléphone, des rapports à lire, des copies à corriger, etc. Le résultat, c'est que le lit se trouve peu à peu associé non plus seulement au sommeil, mais à des stress divers que mieux vaut laisser hors de la chambre à coucher comme autant d'importuns qui n'ont rien à y faire. Tout ce qui est susceptible de stimuler l'éveil, physique ou mental, est bien sûr contre-indiqué. Télévision et ordinateur ne devraient pas se trouver là, en tout cas, pas chez ceux qui ont des problèmes de sommeil. Il peut être délectable de se plonger dans un livre pour décrocher des soucis quotidiens et de la ronde des idées parasites, mais si celui-ci est passionnant au point qu'on ne peut plus le lâcher, on risque de devoir attendre le début du cycle de sommeil suivant pour s'endormir. À nous de décider si nous préférons dormir une heure et demie de plus ou savoir qui est l'assasin...

À vrai dire, il est préférable que les moments précédant le sommeil soient associés à une activité entraînant un certain bien-être plutôt qu'à un ennui franc et massif. Mieux vaut par exemple se concentrer sur une sensation physique apaisante, comme la respiration.

Dans cette même logique, il est déconseillé de trop s'agiter le soir et de choisir une tranche horaire tardive pour faire sa gymnastique ou son jogging autour du pâté de maisons. En accélérant le rythme cardiaque et en faisant monter la température, l'exercice physique favorise l'éveil. Si les salles de sport ouvrent parfois jusqu'à 22 heures dans nos villes, les séances d'entraînement du soir sont à proscrire pour ceux qui ont le sommeil fragile, au même titre que les excitants. C'est encore une idée reçue qu'en se fatiguant bien avant de se coucher, on dormira mieux. On sait que c'est lorsque la température baisse que le sommeil est le plus profond. Or, après un exercice intense, il faut compter plusieurs heures pour qu'elle baisse à nouveau.

Dormir dans une chambre trop chaude n'est pas non plus propice au sommeil, d'autant que la chaleur a tendance à dessécher les muqueuses nasales et à provoquer un inconfort au niveau des voies aériennes supérieures.

Tout ce qui perturbe les rythmes retentit sur le sommeil lorsque celui-ci est fragile – ou fragilisé momentanément. Si c'est le cas, il faut faire l'effort de se coucher à des heures régulières et ne pas essayer de compenser de mauvaises nuits en se levant plus tard le matin – à supposer que cela soit possible –, car, si la chose se répète, on risque d'installer un retard de phase.

Une consultation permet d'éliminer un certain nombre d'éléments pouvant favoriser un sommeil de mauvaise qualité et de faire prendre conscience aux patients des règles d'hygiène du sommeil auxquelles leurs habitudes de vie pouvaient contrevenir. Récapitulons pour mémoire : faire du sport en fin d'après-midi, mais jamais le soir ; éviter les repas lourds le soir ainsi que les excitants (thé, café, Coca, boissons gazeuses, menthe à l'eau, nicotine) et l'alcool sous toutes ses formes ; bannir la lumière vive et les activités éveillantes le soir ; ne pas dormir dans une chambre trop chaude ; se coucher et se lever à des heures régulières. Pour les insomniaques en particulier, il est recommandé de ne pas rester au lit le matin pour essayer de récupérer, d'éviter la sieste, de n'aller se coucher que quand l'envie de dormir se fait sentir et de se relever si le sommeil ne vient pas dans la demi-heure. Pour ceux qui ont du mal à se réveiller, il est souhaitable de s'exposer à la lumière le matin.

Le laboratoire du sommeil

Toutefois lorsque l'hygiène du sommeil n'est pas en cause dans le trouble, des examens complémentaires peuvent s'imposer, même si cela demeure exceptionnel pour les insomnies, sauf lorsqu'il existe une plainte majeure sur l'état d'éveil, ou que l'on soupçonne des apnées ou un syndrome de jambes sans repos.

Un laboratoire de sommeil n'est pas un lieu où s'élaborent des potions magiques. Ce qui se recueille dans ce lieu, ce sont les données permettant de confirmer le diagnostic posé par le médecin en consultation, ou ses hypothèses. C'est là que se pratique la polysomnographie. Ce nom barbare – encore un – désigne un examen qui combine l'enregistrement du sommeil d'un patient ainsi que sa respiration, son activité cardiaque, musculaire et autre.

Le patient va devoir passer la nuit dans une chambre au laboratoire. Ce n'est évidemment pas un trois-étoiles, mais un endroit tranquille, où il peut espérer retrouver les aspects apaisants de la chambre à coucher. Il n'est bien sûr pas très facile de trouver un lieu calme dans un hôpital ; de plus, la perspective de ne pas dormir dans son lit d'une part et d'être harnaché de toutes sortes de petits appareils ne met pas d'emblée dans les meilleures conditions pour une bonne nuit de sommeil.

Dans les émissions télévisées, lorsqu'on montre un patient « équipé » pour une nuit dans un laboratoire de sommeil, il y a toujours un instant de stupeur et, à première vue, on se demande comment il est possible de dormir avec autant de fils, de capteurs et d'électrodes. Aux premiers jours des laboratoires de sommeil, on prévoyait deux nuits d'enregistrement, parce qu'on pensait qu'une était nécessaire pour s'habituer, et que le sommeil de la première nuit n'était pas représentatif. Mais on s'est rapidement aperçu qu'il n'y avait pas de différences significatives, surtout chez les hypersomniaques. Par ailleurs, l'essentiel de la population enregistrée se compose de gens qui dorment trop, de patients chez qui on soupçonne des apnées, une narcolepsie, bref, une somnolence diurne excessive, ou certaines formes de troubles psychiatriques affectant l'architecture du sommeil. Or ces patients s'endorment pour la plupart facilement, et ce n'est pas l'équipement d'appareils décrit ci-dessus qui risque de les déranger beaucoup.

Quant aux insomniaques, à quoi bon leur faire passer une nuit à ne pas dormir ? Pour mesurer la répercussion diurne de leur insomnie, il est préférable de les soumettre à un examen de jour, en l'occurrence une actimétrie. Cet examen se fait au moyen d'un appareil gros comme une montre fixé au poignet. Il permet de détecter le syndrome des jambes sans repos, la somnolence diurne excessive, les apnées, les troubles du rythme. Les résultats des examens aident non seulement à établir le diagnostic mais surtout à faire prendre en charge la maladie. Ces enregistrements, ajoutés à une batterie de questions, fournissent les renseignements essentiels.

Dans le laboratoire de sommeil où les données sont recueillies, on peut constater des nuits de très mauvais sommeil. Mais, hormis certains patients délirants, on n'a jamais vu en vingt ans personne passer une nuit entière sans dormir du tout. Le seul patient qui soit resté totalement éveillé est parti au milieu de la nuit pour des raisons qui n'avaient rien à voir avec le laboratoire de sommeil : il craignait que sa femme ne le trompe. Comme il n'est jamais revenu, on n'a pas su si ses doutes étaient fondés. Quoi qu'il en soit, c'était elle qui avait pris le rendez-vous.

Le protocole standard ne varie guère. On pose des électrodes sur le cuir chevelu pour faire un électroencéphalogramme qui mesure l'activité électrique corticale. Cela permet de définir les différents stades du sommeil et les éventuelles anomalies, comme l'épilepsie par exemple. On enregistre le mouvement des yeux (horizontal et vertical) grâce à un électro-oculogramme, qui permet de repérer le sommeil paradoxal et l'éveil. On réalise un électrocardiogramme, afin de vérifier la fréquence cardiaque, susceptible de varier en fonction des différents stades du sommeil et aussi des apnées. On effectue également un électromyogramme : à cet effet, on met des capteurs sur les muscles de la houppe du menton, qui sont des muscles faciles à enregistrer. On évalue l'oxymétrie transcutanée (la dose d'oxygène dans le sang) à l'aide d'une petite pince posée au bout d'un doigt ; des jauges de contrainte thoraco-abdominales mesurent l'amplitude de la respiration afin de détecter d'éventuelles apnées. À cette même fin, on pose des thermistances devant le nez et la bouche, pour voir si l'air passe et mesurer la chaleur de l'air expiré ou inspiré. On réalise un second électromyogramme sur le muscle tibial antérieur afin de repérer le cas échéant un syndrome de jambes sans repos.

Les ondes recueillies par ces différents appareils

sont analysées et complétées par un enregistrement audiovisuel. Les événements nocturnes sont alors mis en rapport avec les différents stades du sommeil. Ainsi peuvent apparaître non seulement divers troubles du sommeil, mais aussi des crises d'épilepsie nocturne, ou d'autres parasomnies.

Les enregistrements sont de différents ordres : nuits, siestes, journées, matins de récupération (pour les gens qui travaillent la nuit). On peut procéder à des tests itératifs de latence d'endormissement : on demande aux patients de se coucher toutes les deux heures et d'essayer de dormir vingt minutes, à raison de cinq fois dans la journée. Chez les hypersomniaques, les résultats obtenus sont probants, notamment chez les narcoleptiques. On peut aussi demander aux gens de se coucher toutes les deux heures et de *ne pas* dormir pendant une demi-heure. On teste ainsi le maintien d'éveil, et ce, à quatre reprises dans la journée. Chez les hypersomniaques soignés, cela permet de vérifier s'ils sont capables de lutter contre le sommeil et de travailler.

On demandera de plus au patient de remplir un agenda de vigilance et de sommeil[1] et de répondre à un questionnaire fourni. L'enregistrement de l'éveil des insomniaques est plus révélateur. Le test itératif de latence d'endormissement peut faire apparaître des somnolences diurnes excessives ou limites. Toutefois, pour un insomniaque chez qui on soupçonne un trouble respiratoire, des mouvements périodiques des membres non dépistables par l'actimétrie, l'enregistrement polysomnographique peut être utile.

Les résultats de celui-ci permettent d'ailleurs parfois d'affiner le diagnostic pour d'autres troubles que ceux du sommeil. Par exemple si, dans le cas des dépressions, l'examen clinique suffit en général, la comparaison entre les résultats d'enregistrements polysomnographiques avant et en cours de traitement lorsqu'on a affaire à une maladie dépressive sévère fournissent des renseignements utiles. On a en effet constaté que chez ces patients, au cours du premier cycle de sommeil, la latence du sommeil paradoxal est raccourcie alors que la durée du sommeil lent profond est moindre et que le pourcentage global du sommeil paradoxal sur la nuit augmente par rapport à celui d'un dormeur normal. Or, après environ trois semaines de traitement par antidépresseurs tricycliques, on remarque chez le même sujet enregistré une nette diminution du sommeil paradoxal. Tout se passe comme si on améliorait l'état du malade en diminuant notablement le sommeil où il rêve ; on peut alors se demander si le rêve n'est pas un facteur aggravant dans ce type de maladie. Ainsi, bien que l'examen polysomnographique soit inutile pour établir le diagnostic de la dépression, il peut néanmoins donner des indications précieuses sur la façon dont opère le traitement.

L'enregistrement polysomnographique, assisté par l'actimétrie et, si besoin est, par des investigations complémentaires, s'avère donc un instrument de détection des plus précieux dans les troubles du sommeil. Il permet de connaître de façon précise l'architecture du sommeil, la forme et l'intensité de la pathologie, d'orienter les décisions thérapeutiques et de contrôler le suivi du traitement.

Les traitements médicamenteux

Une fois le diagnostic posé, différentes stratégies sont possibles : un traitement médicamenteux ou non, parfois les deux.

Pour soigner l'hypersomnie idiopathique et la narcolepsie, on dispose de molécules éveillantes. Ces substances, distinctes des amphétamines, améliorent la vigilance et l'activité motrice sans affecter le rythme cardiaque et la tension, et normalement sans effets périphériques majeurs.

Pour l'insomnie, on peut selon le cas renforcer la qualité de l'éveil ou celle du sommeil. Dans le premier cas, on prescrit un médicament qui favorise l'éveil sans pour autant supprimer le sommeil et on l'associe à la photothérapie et à diverses techniques relaxantes. Dans le second cas, on a le choix entre les antidépresseurs sédatifs, les hypnotiques ou anxiolytiques en prescription brève, les techniques comportementales, la relaxation et le biofeedback. Ces dernières techniques, non médicamenteuses, sont toujours bénéfiques. Il existe beaucoup d'autres thérapies, mais en l'occurrence le nombre n'est pas signe d'excellents résultats.

Renforcer l'éveil semble logique pour traiter les narcoleptiques et les hypersomniaques, mais paradoxal pour les insomniaques. Pourtant, on s'est aperçu que chez ceux qui se plaignaient de leur état d'éveil, cette thérapeutique était efficace. Autrement dit, en accentuant l'éveil grâce à une bonne hygiène de vie, on gère mieux l'hyperactivité, l'hypervigilance ou la somnolence diurne. Et, par voie de conséquence, on améliore le sommeil.

Les somnifères

Insomnie, somnifère : de tout temps, on a pris des substances pour induire le sommeil. Des plantes, essentiellement. On connaît les vers où Iago distille le venin de la jalousie dans l'oreille d'Othello et lui glisse : « Ni le pavot, ni la mandragore, ni tous les sirops somnifères de l'Orient ne te rendront ce doux sommeil dont tu jouissais hier. » Pavot, puis opium, puis laudanum[2], ont longtemps été utilisés pour procurer le sommeil et l'oubli. Au début du XXe siècle sont apparus le chloral et le bromure, puis les barbituriques. Pour l'anecdote, on citera le Somnothyril, médicament mis au point par le Dr Louis-Ferdinand Destouches, dit Céline, pour les laboratoires Arnold en 1932. Il en a beaucoup vanté les propriétés calmantes, assurant qu'il donnait un sommeil biologique normal. C'était en fait un mélange de véronal et d'ésérine. La situation ne manque pas d'ironie quand on sait à quel point Céline était insomniaque lui-même.

Aujourd'hui, on a abandonné les barbituriques, de sinistre mémoire à cause du nombre de suicides qui y sont associés. De plus, ils entraînent accoutumance et dépendance. On a des médicaments beaucoup plus performants. Notamment des hypnotiques légers qui respectent mieux l'architecture du sommeil. Dans les cas d'insomnie transitoire, il est licite et efficace de prescrire ce type de médicament, qui permet d'échapper au cercle vicieux où l'insomnie s'alimente elle-même en provoquant une appréhension à l'approche de la nuit. Il faut toutefois veiller à ce que son utilisation n'excède pas deux à trois semaines, sous peine de voir survenir là encore une accoutumance, voire une dépendance.

Les benzodiazépines nous sont hélas si familières qu'on les désigne souvent par le diminutif de « benzos »[3]. Il s'agit de substances tranquillisantes à l'action rapide, particulièrement efficaces pour réduire l'anxiété, mais elles sont aussi myorelaxantes, hypnotiques et anticonvulsivantes ; elles ont par ailleurs un effet amnésiant. Elles sont prescrites notamment dans les troubles anxieux généralisés. Si l'insomnie est le symptôme d'un de ces troubles, un traitement aux benzodiazépines sera naturellement mieux adapté au cas où les thérapies relaxantes échoueraient. Ces substances n'améliorent pas la qualité du sommeil mais augmentent sa quantité, et leur action anxiolytique favorise l'endormissement. Cela dit, elles modifient l'architecture du sommeil car elles diminuent souvent la durée du sommeil lent profond et celle du sommeil paradoxal. En pratique, elles ne doivent pas être prescrites plus de douze semaines si l'on ne veut pas qu'elles provoquent des effets indésirables, notamment des troubles de la mémoire. Il faut donc à la fois prévenir le patient des risques de sevrage et prévoir avec lui la stratégie de fin de traitement ainsi que le suivi, afin de s'assurer que les manifestations anxieuses ont bien disparu, et qu'il n'y a pas d'effet rebond de l'insomnie ni de syndrome de sevrage. On note souvent une recrudescence de rêves à l'arrêt du médicament.

Toutes ces substances s'avèrent remarquablement efficaces pour faire dormir et calmer l'anxiété. S'il s'agit seulement d'aider quelqu'un à franchir un cap difficile, elles sont utiles. Mais, à long terme, il faut les associer selon le cas à un traitement par antidépresseurs classiques, une psychothérapie ou des traitements non médicamenteux (pendant ou après).

Pour les troubles du sommeil, une tentative de prise en charge par relaxation doit précéder la mise sous traitement médicamenteux. On constate d'ailleurs en consultation que ceux qui ne veulent pas prendre de médicaments sont de plus en plus nombreux. L'idée qu'avaler une pilule pour dormir n'est pas un geste anodin, ni une solution viable à long terme gagne un public de mieux en mieux informé. C'est le devoir des médecins de respecter cette démarche et de ne pas prescrire de somnifère, afin que les patients puissent retrouver une organisation suffisante de leur sommeil et rompre l'infernal enchaînement de l'insomnie/peur de l'insomnie.

Le sevrage

Car le danger, c'est évidemment que le patient continue à prendre les médicaments et trouve des stratégies pour s'en faire prescrire au-delà de la durée initialement prévue. Ce qui ne fait qu'aggraver le phénomène de dépendance et rendre plus difficile l'arrêt du traitement. Plus la dépendance est installée et moins l'effet de l'hypnotique et des tranquillisants est fort ; plus grande aussi est la tentation d'augmenter la dose pour obtenir les mêmes effets.

Lorsqu'un insomniaque habitué aux somnifères ou anxiolytiques déclare la guerre à son mal, c'est certainement l'épreuve de force du sevrage qui est la plus pénible. Lorsqu'on est entré dans la spirale des hypnotiques et que la prise de médicament est devenue compulsive sans que l'efficacité perdure, il faut bien se résoudre à casser le cercle vicieux. Car après des mois, parfois des années où, dans l'espoir de dormir, on a avalé sa pilule quotidienne, ce petit geste rituel a fini par entraîner une dépendance psychologique, voire physique. Si elle est plus sournoise, cette accoutumance est tout aussi réelle que celle à l'alcool ou aux drogues dites « classiques ».

On fait souffler dans un ballon les conducteurs soupçonnés d'être en état d'ivresse, mais il est beaucoup plus rare de mesurer dans le sang de l'insomniaque et néanmoins conducteur le taux de substances psychotropes prises la veille et mal éliminées. S'il est vrai que les métabolites actifs sont extrêmement difficiles à doser dans le sang, leurs effets persistent longtemps après la prise du médicament. Qui, parmi ces avaleurs de pilules, n'a jamais constaté le matin qu'il avait « les lèvres en carton », signe de l'influence persistante d'un effet des substances dans son organisme ? Pris entre la nécessité de dormir pour se sentir en état d'affronter sa journée active et celle d'être suffisamment maître de ses réflexes pour commencer ladite journée, l'insomniaque avale sa dose de somnifères le soir « pour dormir » et sa dose de café ou thé le matin « pour se réveiller » : il est rare que la prise de somnifères le soir ne soit pas en corrélation avec celle d'excitants dans la journée. Il entre alors dans le cycle de l'assujettissement par ces gestes en apparence anodins qui font dépendre le sommeil et l'éveil d'une prise de substance. Tout se passe comme si, dépossédé de son accès direct à une fonction aussi naturelle que le sommeil ou l'éveil, il déléguait son pouvoir à des éléments extérieurs, plus fiables et plus performants que lui. Prendre un quart de comprimé peut sembler un innocent rituel. Mais si le comprimé est fortement dosé, ce petit quart-là n'est pas rien, justement. Or, quand la consommation est devenue compulsive, il y a bel et bien dépendance.

Si le sevrage est si pénible, c'est qu'il implique d'abord une prise de conscience désagréable : oui, l'insomniaque qui ne peut plus se passer de sa pilule vespérale, et qui, probablement, a augmenté régulièrement ses doses à mesure qu'elles devenaient inefficaces, cet insomniaque-là est un toxicomane. S'il a pris la décision de rompre le cycle infernal des somnifères/excitants, c'est soit qu'il est suffisamment inquiet en voyant l'augmentation de sa consommation, soit qu'il ressent un inconfort assez massif pour réagir : mauvaise qualité du sommeil, entre coma et coton, mauvaise qualité de l'éveil, entre abrutissement et palpitations.

Mais il ne va pas de soi de percevoir comme néfaste cette pilule qui pendant des mois, voire des années, a été un instrument de délivrance, assurant un passage programmé dans les bras de Morphée. Passage d'autant plus facile que sa maîtrise est commandée par un geste : au lieu de lâcher prise, on prend une pilule comme on appuierait sur un bouton. On devient en quelque sorte objet en s'administrant une substance, puisqu'on lui délègue la responsabilité de l'endormissement, L'implication profonde du sevrage, c'est de décider de redevenir sujet.

Bien entendu, cela ne va pas sans souffrance. Entreprendre un sevrage, c'est accepter de mal dormir – ou très peu... – pendant une période qui peut aller de quinze jours à un ou plusieurs mois, avec l'inconfort aigu, voire la souffrance physique et psychologique, qui en découle. C'est accepter le mal de tête quasi permanent, l'état brumeux de la veille, les performances amoindries et les nuits qui n'en finissent pas. Certes, l'insomniaque optimiste peut se dire qu'il aura à sa disposition une quantité non négligeable de temps où il n'aura rien à faire. Alors pourquoi ne pas en profiter pour le consacrer à une activité pas trop fatigante et qui fait plaisir ? Entreprendre la lecture complète des œuvres de Proust ou de Frédéric Dard, selon ses goûts, ou tricoter des écharpes pour les cadeaux de Noël de l'année prochaine, par exemple ? Mais peut-on accoler le mot insomniaque et le mot optimiste ? Quiconque est suffisamment au bout du rouleau pour décider qu'il n'en peut plus et doit arrêter de prendre ce médicament devenu inefficace n'aura pas nécessairement la force de se livrer à autre chose qu'aux ruminations incertaines qui meublent en général ses heures d'éveil nocturne.

Pas de répit pour l'insomniaque en sevrage. À la nuit sans sommeil va succéder une journée misérable, puisque l'absence de repos réparateur pèse lourdement sur la qualité de l'éveil. Il faudra aussi accepter d'être un zombie pendant des jours et des jours, de mettre en veille – au sens propre comme au sens figuré – sa vie relationnelle, sociale, voire professionnelle. L'attitude de l'entourage est déterminante. La famille, et dans une moindre mesure les collègues, d'un insomniaque sont souvent affectés par le malêtre de celui qui dort mal et on peut espérer une certaine solidarité, voire un soutien actif pendant la période critique. Mais celui qui a le rôle le plus déterminant, l'interlocuteur privilégié au cours du sevrage, c'est le médecin qui conduit l'opération – quand celle-ci se fait sous contrôle médical. À lui de rassurer, d'aider et d'encourager son patient pendant ce parcours difficile et inconfortable. À lui de décrire assez précisément les étapes du processus pour que le patient ne soit pas angoissé, qu'il prenne clairement conscience des paliers qu'il franchit, évite la désorientation et reprenne confiance en sa normalité, voire en sa possibilité de maîtriser le phénomène cependant même qu'il en fait l'expérience. Il faut capter la première bonne nuit sans traitement. Elle est la preuve qu'on peut aller bien et permet de passer du « Je vais encore mal dormir » à « Je vais retrouver le bien-être de l'autre nuit ». Tenir, il lui faut tenir jusqu'au moment bienheureux où il entendra ces paroles libératrices : « Vous êtes sevré. » En attendant, pour parvenir au bout de cette traversée ô combien aride, il est important d'avoir un guide. Le médecin va aider son patient à reconnaître pas à pas le trajet, ou même à se reconnaître, puisque c'est bien au bout du compte d'une entreprise de reconquête de ses capacités et de son autonomie qu'il s'agit.

Les traitements non médicamenteux

La photothérapie

Le sevrage n'est pas toujours une étape nécessaire. Lorsqu'il n'y a pas eu prise de médicaments, le médecin oriente le malade vers d'autres stratégies. Celles-ci peuvent se suffire à elles-mêmes ou venir en complément d'un traitement médicamenteux. Le principe de base, quel que soit le trouble traité, est d'augmenter le contraste entre l'éveil et le sommeil. Le plus souvent, on note des interférences entre les deux : une veille infiltrée par la somnolence et un sommeil infiltré par la veille. En renforçant l'opposition ressentie entre éveil et sommeil, on cherche à la fois à améliorer la qualité de la vigilance diurne et celle du sommeil.

La vigilance augmente si l'on renforce les « synchroniseurs de l'environnement » (la lumière, l'exercice, les horaires), car on rend plus efficace le fonctionnement des rythmes circadiens. On a déjà évoqué les propriétés « éveillantes » de la lumière sur l'organisme à propos du jet-lag et on a constaté que l'entrée dans les mois sans lumière pouvait engendrer des dépressions saisonnières. L'exposition à la lumière, ou photothérapie, est un traitement très intéressant des dépressions saisonnières, auquel pourra être adjoint, le cas échéant, un traitement par antidépresseurs ou psychostimulants. Elle est également efficace pour les retards de phase, beaucoup plus fréquents que les dépressions saisonnières. Elle agit peut-être sur l'une de nos horloges circadiennes en inhibant le mécanisme de sécrétion de la mélatonine qui est l'un des inducteurs du sommeil.

Il existe différents protocoles d'exposition, la durée étant d'autant plus brève que l'intensité lumineuse est plus forte (2 500 lux pendant deux heures à 10 000 lux pendant vingt minutes). Une amélioration commence à se manifester dès le quatrième ou cinquième jour du traitement. Il n'est pas exclu que surviennent maux de tête, insomnies et nausées les deux ou trois premiers jours, surtout si la lumière est forte : éventuels effets secondaires dont les patients doivent être prévenus. Pour donner une idée des intensités relatives des différentes lumières, rappelons que l'intensité lumineuse d'une pièce bien éclairée se situe autour de 500 lux alors que celle d'une plage au soleil l'été dépasse 100 000 lux.

Comme peu de gens actifs peuvent se permettre une immobilisation de deux heures devant une lampe, on propose le plus souvent une exposition quotidienne et matinale à une lumière forte pendant trois semaines. Le protocole prévoit l'administration de 10 000 lux sur la rétine, sous forme de photons, et un lever matinal. Bien entendu, on demande au préalable une consultation d'ophtalmologie pour ne pas encourir des risques de décollement de rétine. Dans le cas d'un retard de phase, par exemple, le patient commencera le traitement à une heure plus matinale que son heure de réveil habituelle et se lèvera tous les jours à la même heure, même le week-end. Ainsi, en admettant que l'heure de lever en temps normal soit 7 h 30, il faudra commencer l'exposition à la lumière vingt minutes plus tôt, vingt minutes étant la durée moyenne du traitement. Plus on en est près et moins on est obligé de rester exposé longtemps. Si on a le nez sur la lampe, un quart d'heure suffira, sinon il faut plus.

Ce traitement donne également de bons résultats dans les cas de dépression saisonnière. On opposera à l'hypersomnie spontanée de ces patients des consignes strictes de lever matinal, la privation de sommeil ayant des effets antidépresseurs.

Le traitement doit être quotidien, ce qui pose un problème, car les hôpitaux ne dispensent que très rarement ces soins le week-end. Par ailleurs certains habitent beaucoup trop loin de l'hôpital pour pouvoir venir chaque jour. Il est délicat de leur demander d'acheter une lampe, car tous n'en peuvent supporter le coût. L'idéal serait d'obtenir une prise en charge personnelle de ces patients chez eux, avec remboursement de la location de la lampe.

Par ailleurs, l'application d'une lumière forte permet d'améliorer le confort de ceux qui sont astreints à un travail posté. La photothérapie constitue un traitement d'autant plus intéressant qu'il est naturel, et ses applications dans le domaine des troubles dépressifs sont prometteuses. Si elle est contre-indiquée lorsque les patients ont d'importants troubles de la personnalité, elle entraîne en revanche une amélioration très nette dans les cas de somnolence diurne.

On citera ici un cas d'autant plus exemplaire qu'il est atypique, celui de M. X, trente-deux ans, hospitalisé pour état anxieux généralisé et troubles du sommeil (insomnie). Son histoire personnelle faisait apparaître une enfance difficile, un syndrome dépressif vers vingt ans. Séropositif depuis dix ans, il était traité de façon satisfaisante. Depuis six mois, il prenait un antidépresseur pour soigner son état, décrit comme anxio-dépressif. Il avait été hospitalisé l'année précédente pour état maniaque et agressivité envers son compagnon.

Lors de la présente hospitalisation, on constate aussi de l'agressivité, un hyperéveil net, une hyperactivité accompagnée de tachycardie, avec un pic fébrile à 40 ºC. L'électrocardiogramme est normal et on conclut à une atteinte virale expliquant la fièvre. Il reçoit par ailleurs un diagnostic d'état maniaque et se voit prescrire plusieurs médicaments psychotropes, quatre neuroleptiques à dose très importante, ainsi qu'un sédatif antihistaminique. À sa sortie de l'hôpital, il est très calme et somnolent. Cette somnolence diurne associée à un sommeil peu satisfaisant l'a amené à la consultation de sommeil, où le questionnaire a fait apparaître un retard de phase marqué. M. X, qui avait longtemps exercé comme barman, avait pris des habitudes nocturnes. Il avait non seulement beaucoup de mal à s'endormir, mais aussi beaucoup de mal à se réveiller le matin. Le tableau était quelque peu brouillé, car un trouble anxieux se superposait à un trouble du sommeil et, de plus, ce patient avait des antécédents psychiatriques. Il a donc reçu une prescription de photothérapie, avec lever à heures régulières et interdiction de dormir le jour. La pratique d'un sport (avant 17 heures) lui a été fortement recommandée. Enfin, on a diminué le traitement psychotrope qui aggravait la somnolence diurne excessive et entraînait une absence de contraste entre la veille et le sommeil, qui, à son tour, au fil des traitements, induisait un état dépressif. Comme souvent lorsque deux pathologies se superposent, lorsque l'une est guérie, l'autre régresse. À la fin du traitement pour ses troubles du sommeil, le retard de phase avait disparu, et M. X ne prenait plus qu'un anxiolytique à faible dose.

Le renforcement du contraste éveil-sommeil

Le contraste net entre éveil et sommeil est l'un des points clés dans les traitements des troubles du sommeil comme ceux de l'éveil. Ces stratégies sont d'autant plus efficaces que le patient y est associé et impliqué. L'acquisition de certaines connaissances de base concernant la physiologie de la veille et du sommeil lui permet de devenir partie prenante dans son propre traitement. C'est lui qui gérera sa propre organisation veille-sommeil, diminuera autant que possible l'excès de stimulation diurne et le stress responsables du maintien de la vigilance le soir. Il peut ainsi mieux adapter son propre fonctionnement chronobiologique à ses contraintes sociales, professionnelles et familiales.

Dans les troubles du sommeil en général, on recommande d'observer une certaine régularité pour les heures de coucher et surtout de lever, des techniques comportementales et la pratique de la relaxation.

Les insomniaques ont en outre intérêt à réduire à six ou sept heures leur temps de sommeil de chaque nuit afin de créer une dette de sommeil discrète qui améliore la qualité et la profondeur du sommeil nocturne. Or ces patients ont spontanément tendance à rester au lit le matin lorsqu'ils le peuvent, afin de compenser leurs mauvaises nuits. Malgré la fatigue matinale, il est plus « rentable » de s'astreindre à se lever de bonne heure chaque matin afin de rééquilibrer le rythme circadien et d'éviter un retard de phase susceptible de s'installer s'ils traînaient au lit le matin. Dans cette logique, il est recommandé de ne pas aller se coucher avant d'avoir vraiment très sommeil et surtout de ne pas faire de sieste l'après-midi.

Pour les hypersomniaques, la stratégie est un peu différente. En plus des horaires de sommeil nocturne aussi réguliers que possible, on préconise de faire à des heures prévues quelques petits sommes « thérapeutiques » de quinze à trente minutes afin de renforcer l'attention et la vigilance.

On a aussi constaté que des idées fausses sur le sommeil ou des projections négatives étaient susceptibles d'aggraver les troubles, surtout dans le cas des insomnies.

Le traitement consiste d'abord à faire prendre conscience au patient de son besoin de sommeil effectif, par opposition à ce qu'il imagine. Les insomniaques pensent souvent ne pas pouvoir fonctionner s'ils n'ont pas les sacro-saintes huit heures de sommeil, alors qu'ils sont loin d'avoir tous besoin de dormir autant. Ensuite, on cerne les enjeux réels du trouble afin d'éliminer les idées négatives nées de craintes diverses – celle de ne pas dormir, de somnoler, de ne pas être performant – et l'habitude d'anticiper les effets désagréables du trouble, ce qui a pour conséquence d'amplifier ceux-ci. On leur demande aussi de relever tous les éléments susceptibles d'aggraver leur inconfort. Cela peut donner des résultats étonnants, témoin cette patiente qui s'est rendu compte que le coup de téléphone de sa mère chaque soir la mettait dans un état d'énervement tel qu'elle avait du mal à dormir ensuite et qui lui a demandé de l'appeler le matin[4] ; ou d'un autre qui avait pris conscience que sans « bonnet de nuit », il dormait mieux. Un « bonnet de nuit » (*nightcap*) est le joli nom que donnent nos amis anglo-saxons à ce qu'on boit avant d'aller dormir. Ce peut être une inoffensive boisson chaude, en général à base de lait, mais aussi un petit verre d'alcool : c'était le cas dudit patient, qui se plaignait d'un éveil précoce avec battements de cœur vers 3 heures du matin.

Dans tous les cas, cette clarification sur les caractères objectifs du trouble, ses enjeux et l'élimination des idées fausses sur le sommeil et l'éveil sont très bénéfiques car elles donnent au patient un rôle actif dans sa thérapie et ce, en connaissance de cause.

La relaxation

Chez les insomniaques, la pratique de la relaxation donne d'excellents résultats. Grâce à une méthode dérivée de la technique de Schultz[5], ils peuvent acquérir une meilleure perception de leur corps et de ses tensions ainsi qu'une meilleure écoute d'eux-mêmes. En associant concentration mentale et bien-être physique, cette technique favorise une prise de conscience simple mais essentielle, à savoir qu'il est possible de rester calmement étendu sans éprouver anxiété ni énervement. Par ailleurs, la relaxation diminue le tonus musculaire tout en apprenant au patient à percevoir les fluctuations de la vigilance qui accompagnent celles de la tonicité et à prendre conscience du bien-être. On préconise en général une séance hebdomadaire avec un thérapeute et une pratique quotidienne chez soi, le tout pendant environ un an. Ainsi une pratique particulière de l'état de veille permet d'améliorer le sommeil.

Le biofeedback

Un autre traitement non médicamenteux très précieux dans le traitement de l'insomnie psychophysiologique et de l'anxiété généralisée est le biofeedback. Cette technique, appelée en français « rétroaction biologique », permet de prendre conscience du fonctionnement d'une ou de plusieurs zones du corps de façon à en acquérir une meilleure maîtrise. Elle s'acquiert grâce à un appareillage qui permet d'enregistrer un signal physiologique (le rythme cardiaque, la température du corps, la contraction d'un muscle, l'émotion), de l'amplifier et de le transformer de telle sorte que le sujet puisse le visualiser ou l'entendre. Toutes les électrodes sont reliées à un boîtier connecté à un ordinateur. Le patient peut donc s'observer en temps réel, voir sur l'écran ses propres paramètres sous forme de graphiques, ou en entendre la transcription sonore. Grâce à ces mesures, il prend conscience des données de son propre corps et apprend à mieux maîtriser ces caractéristiques physiologiques. Cet entraînement permet de contrôler entre autres le stress et l'anxiété, la respiration, la tension, la tonicité musculaire. Il est aussi utile pour améliorer les troubles de l'attention, les douleurs chroniques, l'asthme et les crises de panique, entre autres.

Basée sur la physiologie, la technique du biofeedback offre une alternative non médicamenteuse intéressante pour le traitement des troubles anxieux. On sait que face aux conflits et au stress les patients insomniaques ont tendance à intérioriser leurs émotions, activant ainsi les systèmes d'éveil. L'insomnie psychophysiologique, notamment, associe tension et anxiété somatisées. Ceux qui en souffrent abordent le sommeil avec une attitude d'échec, qui pérennise un véritable conditionnement négatif, comme on l'a évoqué à plusieurs reprises.

À la première séance, on fait remplir aux patients différents tests d'évaluation[6] : le TCI (*Temperament and Character Inventory*), un test de personnalité très complet où apparaissent les phobies et l'anxiété ;

l'échelle de STAI (*State-Trait Anxiety Inventory*), qui permet de mesurer l'anxiété ; l'échelle de matinalité/vespéralité de Horn, l'échelle de dépression de Beck ; l'échelle d'Epworth, qui mesure la somnolence diurne excessive, une échelle HAD (*Hospital and Anxiety Depression Scale)* et un ISI (Index de sévérité des insomnies).

Puis on réalise des circuits électriques et on branche sur chaque patient des capteurs pour enregistrer les fréquences cardiaque et respiratoire, ainsi que l'activité psychogalvanique : la vitesse de conduction d'un courant sur la peau permet de mesurer l'émotion par le biais de l'humidité cutanée qu'elle provoque.

On laisse en place tous ces marqueurs pendant sept minutes, en disant aux patients de bien regarder leurs courbes sur un écran. Puis on leur demande d'essayer d'agir sur elles et de les rendre aussi régulières que possible en contrôlant leur respiration, leurs émotions, et en s'efforçant d'être calmes. Au bout de ces sept minutes, on leur fait une séance de relaxation de vingt-cinq minutes basée sur une méthode utilisée en sophrologie, la « sophronisation simple » : un entraînement à prendre conscience de chaque partie du corps et à la détendre, afin d'intégrer son schéma corporel. Cette forme de relaxation est associée à la méthode Schultz, qui consiste à se concentrer sur l'état de tension, puis sur le contraste entre tension et détente afin de mieux les percevoir l'une et l'autre ; puis, à partir de cette prise de conscience, d'apprendre les techniques de détente et de bien les intégrer. On travaille aussi sur la respiration, en s'astreignant à prolonger l'expiration afin qu'elle dure plus longtemps que l'inspiration. Ces exercices engendrent généralement une sensation de grand bien-être. On remet ensuite les appareils de mesure et on demande aux patients de travailler sur leurs courbes.

Cinq à sept séances sont prévues, au terme desquelles les patients sont prêts à pratiquer ce genre de relaxation chez eux. Mais comment faire en l'absence d'appareils ? À la maison, ils n'ont pas d'écran. Le médecin leur demande alors de trouver cinq images symboliques : des images visuelles, ou éventuellement des illustrations musicales qui ne provoquent pas chez eux d'émotions fortes, mais les intéressent et leur sont agréables. Elles sont choisies en fonction de la personnalité de chacun. Par exemple, une danseuse pourra se concentrer sur une image de chaussons, une dentellière sur des points de Calais, un amateur de cigares sur des photos de cigares différents, et chacun tournera toute son attention vers ces images pour décrocher du monde extérieur et parvenir à l'état de calme souhaité. Ils choisiront pour pratiquer la relaxation des moments propices à l'endormissement et travailleront quelques minutes sur chaque illustration, dans le même esprit que lors des séances à l'hôpital.

Avec cette technique, chacun pourra avoir chez lui ses images et couper ainsi le cordon avec le thérapeute, moment souvent très difficile. Comme dans toutes les thérapies, le passage critique, c'est le sevrage. Il est toujours difficile dans les cures analytiques ou les psychothérapies de soutien de se décider à quitter le thérapeute, même quand vient le moment où l'on se demande ce qu'on va bien pouvoir lui dire. C'est que le rendez-vous a été pris à la séance précédente, et qu'on se sent « obligé » d'y aller... Ici, la coupure est anticipée, puisque le protocole de biofeedback est conçu comme un traitement « clés en main ».

Les stratégies thérapeutiques et le suivi

Relaxation et biofeedback ont pour particularité de requérir la collaboration du patient qui, au fil des séances, devient plus autonome. Si les exercices sont répétitifs, sa participation fait qu'aucune séance ne ressemble tout à fait à la précédente et qu'il peut mesurer ses progrès. Son rapport au sommeil se transforme à mesure que sa maîtrise s'affermit et qu'il se vit moins comme une victime. Peu à peu, il apprend à mieux se connaître, à se contrôler et à se prendre en charge.

Pour ces thérapeutiques non médicamenteuses, les patients reçoivent dans un cadre hospitalier le diagnostic, le traitement et le suivi de la part du même médecin, ce qui est exceptionnel. Car on assiste à l'heure actuelle à un phénomène d'éclatement dans les traitements, à une certaine déshumanisation. Ainsi, un futur opéré n'a en général que les rapports les plus brefs avec son chirurgien, avant et après l'intervention. Cela peut entraîner un sentiment de frustration, car le praticien qui va toucher et modifier un corps de façon plus ou moins déterminante reste finalement un étranger pour celui qu'il opère. De même, quand un médecin généraliste demande un examen tel qu'une radio, un scanner, une échographie, etc., avant d'adresser son patient à un spécialiste, la personne qui fait l'exploration ne connaît pas le malade, ne le soigne pas et n'a avec lui aucun contact humain, alors que c'est elle qui va poser le vrai diagnostic, confirmant les hypothèses du généraliste. Or cette personne n'a aucune place réelle dans le cheminement de la personne examinée, et c'est regrettable.

Dans les laboratoires de sommeil, on procède à la polysomnographie à la demande d'un psychiatre, d'un neurologue, d'un généraliste ou d'un pédiatre, etc. Le spécialiste du sommeil, qui lit les courbes et pose le diagnostic d'hypersomnie, d'apnée, ou de somnolence diurne excessive, n'est pas toujours celui qui soignera. Il y a pourtant tout avantage à ce que ce soit la même personne qui explore et qui traite. D'abord parce que le contact est meilleur : les patients se livrent plus volontiers au cours d'un entretien face à face que sur un questionnaire, car ils sont sensibles à l'attention et à l'échange humain. Ensuite, il est plus économique que les informations soient centralisées par une même personne, surtout lorsque les troubles sont à cheval sur plusieurs pathologies, voire plusieurs spécialités médicales. Enfin, le suivi est plus efficace lorsqu'il est assuré par le médecin qui soigne.

Renforcer l'éveil pour renforcer le sommeil : le but de toutes ces stratégies thérapeutiques est de permettre à ceux qui dorment mal de retrouver une organisation satisfaisante de leur sommeil, un éveil plus vif et plus adapté aux exigences de leur environnement et de leur travail. Les troubles du sommeil engendrent non seulement des troubles de l'éveil, mais un éveil trouble. Ceux qui en souffrent ont la sensation d'évoluer dans un univers intermédiaire nébuleux, où veille et sommeil ont perdu leurs contours et leur spécificité. En accentuant le contraste entre les deux, en leur redonnant leur relief propre, ces traitements permettent aux patients de se retrouver en harmonie avec leur rythme circadien et de connaître à nouveau le bien-être qui l'accompagne.

Conclusion

De la fécondité de l'insomnie

> « Mon tourment à moi c'est le sommeil. Si j'avais bien dormi toujours, j'aurais jamais écrit une ligne. »
>
> Céline, *Mort à crédit*

L'insomnie n'est pas une malédiction : on a les armes pour la vaincre, ainsi que la plupart des autres troubles du sommeil. Mais une chose ne peut être imposée : la volonté de se soigner. Or on constate que parmi les patients qui se présentent à la consultation de sommeil, tous ne suivent pas leur traitement ou ne le mènent pas à terme. Comme si ce qu'ils étaient venus chercher, c'était un diagnostic, et non une thérapeutique, et qu'ils estimaient avoir fait leur devoir. C'est particulièrement vrai lorsqu'ils sont venus sur l'insistance de leurs proches, et non de leur propre initiative. Une fois le diagnostic posé, lorsqu'il ne s'agit pas de troubles majeurs comme une narcolepsie, une dépression sévère ou des apnées à risque grave, ils optent pour un statu quo et préfèrent garder un trouble avec lequel ils ne font pas si mauvais ménage, plutôt qu'accepter les contraintes d'un traitement qui peut impliquer un sevrage ou une modification plus ou moins radicale de leurs habitudes. Au reste, en matière de sommeil, il faut éviter d'être normatif. L'étalon, c'est le bien-être de chacun, avec la grande part de subjectivité que cela implique.

On ne peut obliger personne à se soigner. Quiconque est informé choisit en connaissance de cause. La consultation de sommeil permet sans doute à un certain nombre de patients qui ont eu assez de persévérance pour arriver jusqu'à elle de décider en dernier ressort qu'ils préfèrent en rester là. Ils ont été délivrés d'une inquiétude qui, sans doute, était beaucoup plus insupportable que le trouble proprement dit. Certains se rendent compte qu'ils sont petits dormeurs, et non insomniaques. D'autres que, finalement, ces heures nocturnes et solitaires qui leur appartiennent en propre leur sont précieuses à partir du moment où leur santé n'est pas menacée. Alors, ils apprivoisent leurs insomnies et s'en accommodent.

Le vécu positif de l'insomnie

Et si le temps passé à ne pas dormir n'était pas du temps perdu, du temps de malaise et de mal-être ? Si l'insomnie débouchait sur autre chose qu'une ronde de pensées moroses et de ruminations obsessionnelles ? L'une des questions que l'on trouve dans certains interrogatoires cognitifs américains à l'intention des insomniaques est la suivante : « En quoi cela vous gêne-t-il de ne pas dormir ? » Cela peut sembler bien radical et provocateur, surtout quand la fatigue est une souffrance qui rend la vie intolérable, quand on a une journée complète de travail le lendemain, avec des horaires que l'on n'a pas choisis, des rendez-vous importants et, pour les femmes qui cumulent travail à l'extérieur et travail à la maison, la charge des enfants et des repas.

N'empêche.

Parmi les idées reçues sur le sommeil, il y en a deux qui ont la vie dure : la première est celle d'un nombre d'heures de sommeil standard, curieusement le même que la durée de la journée de travail standard. La seconde, celle que ne pas dormir est nécessairement un désagrément. Non, c'est l'effet éventuel du manque de sommeil, le mauvais éveil, qui est déplaisant ; ou les idées anxieuses qui envahissent la conscience, prolongeant l'éveil en bannissant plaisir et bien-être. Mais justement, si dans les moments d'absence de sommeil, on pouvait trouver plaisir et bien-être ? Ou si on pouvait trouver son compte à rester éveillé ?

On peut mettre la nuit à profit pour récolter les fruits de son hypervigilance, comme ce journaliste figé par Céline dans un perpétuel bouillonnement d'idées et de projets, Courtial des Péreires. Céline avait travaillé en 1916 avec le modèle de ce personnage, Henry de Graffigny, directeur d'*Euréka,* une revue scientifique :

> « Lui non plus, Courtial des Pereires, il n'arrêtait jamais de produire, d'imaginer, de concevoir, résoudre, prétendre... Son génie lui dilatait dur le cassis du matin au soir... Et puis même encore dans la nuit, c'était pas la pause... Il fallait qu'il se cramponne ferme contre le torrent des idées... Qu'il se garde à carreau... C'était son tourment sans pareil... Au lieu de s'assoupir comme tout le monde, les chimères le poursuivant, il enfourchait d'autres lubies, des nouveaux dadas !... Vroutt !... L'idée de dormir s'enfuyait [1]... »

Comme souvent dans les descriptions de troubles du sommeil, qu'il s'agisse de cas cliniques ou de descriptions littéraires, on assiste ici à une lutte entre deux forces à l'intérieur du sujet : l'une qui tire vers le sommeil et l'autre vers l'éveil. Cet homme n'est pas un insomniaque à proprement parler, seulement il s'intéresse plus à ses idées qu'à son sommeil et s'il avait le choix, il ne dormirait pas. Il y a excès d'éveil parce que l'activité mentale est trop forte. Si le sport fait monter la température et empêche la mise en condition pour dormir, cette surchauffe intellectuelle a le même effet. C'est un peu ce qui se passe quand nous avons sommeil et que nous voulons malgré tout continuer le chapitre que nous lisons parce que le désir de savoir ce qui va se passer est plus fort que l'appel de Morphée. Vient cependant un moment où le livre tombe des mains, où la volonté a beau lutter, le sommeil l'emporte. Comme les enfants qui ne se laissent presque jamais mourir de faim, un adulte – à l'exception de cas d'insomnie familiale fatale – ne mourra pas spontanément du manque de sommeil. L'épuisement finira par avoir raison de lui.

Mais, avant d'en arriver à pareil extrême, les moments passés à ne pas dormir ne sont pas nécessairement insupportables psychiquement ou physiquement. Il n'y a pas toujours agitation mentale dans l'insomnie. Et le bien-être n'est pas un objectif impossible, notamment grâce aux techniques de relaxation. Quant au plaisir, on constate qu'il n'est pas nécessairement absent des périodes sans sommeil. Lorsqu'on regarde les réponses obtenues à la question : « Que faites-vous quand vous vous réveillez la nuit ? » lors de l'investigation systématique de la consultation[2], on s'aperçoit que, si certains s'ennuient ferme, d'autres mettent agréablement à profit leur temps d'éveil supplémentaire. On laisse de côté les « Je fais mon ménage » ou « Je me mets à l'ordinateur pour régler mon travail en retard », qui traduisent un comportement un peu obsessionnel. En revanche, des réponses comme « J'écoute le silence », « Je me mets à la fenêtre et je regarde Paris la nuit », « J'en profite pour écrire de longues lettres à mes amis », « Je reste au lit et je réfléchis à ce qui m'intéresse, car, le jour, je n'ai pas le temps », « Je rédige mon journal » ou « J'écoute la musique qui me plaît car je n'ai pas les mêmes goûts que mon conjoint », ont pour dénominateur commun le plaisir qu'éprouvent les personnes interrogées. On entend aussi dans ces différentes façons de gérer le temps de veille quelque chose de foncièrement intime, individuel, personnel : les heures solitaires de la nuit sont celles où l'on peut véritablement être soi, sans avoir à faire de concessions à l'entourage, familial ou social. Il y a ceux qui se lèvent et ceux qui ne se lèvent pas, moins nombreux, mais tous habitent leur monde. Au lieu d'être envahis, investis par des idées noires, ces instants sont ceux d'une expression privilégiée de leur personnalité. C'est sans doute la raison pour laquelle insomnie et création font si bon ménage. Non que tous les créateurs soient insomniaques, tant s'en faut. Mais si l'on en croit les mémoires, les lettres et les biographies, parfois les romans et les poèmes, la nuit est un véritable laboratoire de la création dans les arts les plus divers.

La nuit et l'écriture

L'insomnie comme lieu privilégié de l'écriture est une notion bien ancrée dans la littérature occidentale. Cet état second, voisin de la transe, favorise l'activité de haute vigilance qu'est la création littéraire.

Laissons de côté les faux insomniaques, ces auteurs qui écrivaient certes la nuit, mais ne souffraient pas de troubles du sommeil, en tout cas, pas à l'origine. On cite souvent Balzac et George Sand. Mais Balzac aurait bien aimé dormir s'il n'avait été pourchassé par ses créanciers. Il avalait des litres de café pour rester éveillé et se plaignait d'être à moitié mort. Une bonne partie de *La Comédie humaine* a été écrite dans l'urgence. La nuit est un moment privilégié, où Balzac pouvait travailler en continu, seul et sans crainte d'être dérangé, car le monde dort. Alors, en « robe de bure » à la lumière des chandelles, il écrivait dans un monde en marge du monde, qu'il peuplait des créatures de son imagination. Dans les périodes d'urgence – et elles étaient fréquentes, Balzac dormait quatre ou cinq heures : de 19 heures ou 20 heures à minuit, puis se remettait à écrire. Sa vie sociale était arrachée à ses moments de labeur. Et il ne dormait que le temps minimal pour être en état d'écrire à nouveau.

Quant à George Sand, c'était une petite dormeuse, qui passait ses nuits à noircir des pages de correspondance, de romans ou de mémoires (qu'elle date « nuit du tant au tant »). La nuit était en effet le seul moment qu'elle pouvait distraire à ses enfants et à ses obligations sociales pour travailler en paix. Elle écrivait en général de minuit à l'aube, en s'aidant de café et de cigarettes pour garder l'éveil. Cinq heures de sommeil lui suffisaient : elle se couchait à l'aube et se levait pour le déjeuner.

Comme beaucoup de créateurs, Balzac et Sand dissociaient le sommeil et la nuit, mais ni dans un cas ni dans l'autre on ne peut parler d'insomnie, hormis celle induite par leurs habitudes nocturnes : retard de phase pour George Sand, déphasage complet avec privation de sommeil pour Balzac.

Il y a cependant une certaine logique à lier l'insomnie à l'écriture, car la nuit fournit un moment de solitude ou au moins un décrochement par rapport aux activités sociales courantes, et la création implique un éveil très actif.

Insomnie et création

Création et insomnie sont associées dans les mémoires d'Ingmar Bergman, qui tient un carnet de ses jours – et de ses nuits – où beaucoup d'autres insomniaques se reconnaîtront : hyperéveil, rites pour dormir, et finalement abandon à cette vigilance qui ne veut pas lâcher prise. Bergman aborde de front le problème de son insomnie et décrit la façon dont il la gère :

> « Depuis vingt ans, je souffre d'insomnies chroniques. Cela n'a, en soi, rien de dangereux, on peut vivre avec beaucoup moins d'heures de sommeil qu'on croit, pour moi, en tout cas, cinq heures sont bien suffisantes. Ce qui use, c'est la vulnérabilité qu'apporte la nuit, les proportions ne sont plus les mêmes, on rumine des situations idiotes ou humiliantes, on regrette des méchancetés irréfléchies ou intentionnelles. Souvent, des bandes d'oiseaux noirs surgissent pour me tenir compagnie, anxiété, colère, honte, remords, ennui. Pour les insomnies, les rituels ne manquent pas : changer de lit, rallumer la lampe, manger des biscuits et du chocolat, boire de l'eau minérale. Un Valium au bon moment peut avoir un excellent effet, mais il peut aussi faire des ravages avec, comme suite, de l'irritabilité et un surplus d'angoisse[3]. »

Ce qui domine, c'est la sensation d'être habité par ses propres affects négatifs, que Bergman appelle ici ses « oiseaux noirs », ailleurs ses « démons », comme si le moi était clivé et qu'une partie souffrait des attaques de l'autre. Quant à la remarque sur le Valium, elle fait écho à ce qui a été dit plus haut à propos des médicaments.

Les mémoires de Bergman ont le grand mérite de décrire de manière quasi clinique la façon dont le corps et ses misères sont mêlés à la création dans ce qu'elle a, littéralement, d'organique. On est loin de l'insomnie romantique, les doigts sur le front et le regard perdu dans des lointains ombreux. Bergman a soixante-trois ans, il dort mal, il souffre, il travaille. Et il raconte ses nuits avec une minutie digne d'un carnet de sommeil. Tout y est : le réveil douloureux, précoce, la prise de conscience du corps et la préparation mentale de la journée à venir. À ceci près que, pendant la journée, il travaille à ses créations, théâtrales ou cinématographiques.

> « Je me réveille à cinq heures, comme d'habitude, c'est-à-dire que je suis réveillé, je suis extrait comme en vrille de mon sommeil le plus profond par un esprit malveillant et je suis soudain tout à fait réveillé. Pour combattre l'hystérie et le sabotage de mes entrailles, je me lève aussitôt et je reste quelques instants debout, immobile, les yeux fermés. Je fais le tour de la situation : comment va mon corps, comment va mon âme et surtout je pense à ce que je dois faire aujourd'hui. [...] Je note aussi que mon hystérie est dominée, que je n'ai pas trop peur d'avoir une crampe d'estomac, que le travail de la journée, c'est la scène entre Ismaël et Alexandre, que cette scène m'inquiète : ne va-t-elle pas trop exiger de mon jeune et valeureux comédien ? Cependant, l'idée du travail qui m'attend avec Stina Ekblad m'apporte une bouffée d'expectative joyeuse. Voilà, la première inspection de la journée se termine[4]. »

L'insomnie est meublée de prévisions pour le plan de campagne de la journée, et la distance critique, plus grande, permet l'affleurement des solutions grâce aussi à une intuition particulièrement affûtée. La journée qui vient est ainsi attendue plus que redoutée. La leçon de ces pages, c'est qu'on n'y sent aucune peur de l'insomnie et que ne pas dormir n'est pas vécu comme une calamité. Le constat « j'ai passé une mauvaise nuit, je me sens mal » cède à l'intérêt plus puissant de ce que recèle la journée à venir. La bascule est salutaire.

Quant à savoir la part des « oiseaux noirs » dans l'inspiration de Bergman et sa vision de l'existence, nul autre que lui ne peut répondre. Mais toute création est poreuse, nourrie des rêves et des fantasmes des créateurs. La petite musique de l'insomnie se fait entendre dans bien des œuvres, en sourdine ou comme motif dominant. Elle apparaît chez tel ou tel personnage. Tantôt l'auteur la reconnaît, la revendique, la proclame. Il est des insomniaques déclarés, tel Céline, dont un titre *Voyage au bout de la nuit* claque comme un drapeau pour tous ceux que le sommeil fuit ou qui fuient le sommeil ; des insomniaques notoires, comme Proust, Kafka ou Pasternak. Tantôt elle apparaît discrètement, phénomène isolé ou épisodique dont l'auteur profite pour écrire. Quoi qu'il en soit, passager ou chronique, l'état d'éveil aiguisé, effervescent, l'hyperéveil, comme disent les médecins, accompagne la création. Est-ce l'insomnie qui déclenche l'écriture ou l'écriture qui engendre l'insomnie ? Est-il concevable qu'une œuvre s'élabore dans le creuset des nuits blanches ? Quoi qu'il en soit, on frémit en pensant à toutes les pages magnifiques, à toutes les partitions, à toutes les mises en scène, à tous les films qui n'auraient pas vu le jour si leurs auteurs avaient été mis sous psychotropes. Faut-il soigner le compositeur ou l'écrivain insomniaque ? D'ailleurs, demandent-ils à être soignés ? Souffrent-ils de leurs insomnies ? Célèbres ou obscurs, nombreux sont ceux qui passent une partie de leurs nuits à créer, à écrire, sans se plaindre, car ils y trouvent leur compte, et c'est ce qui importe.

L'APPARITION DE L'INSOMNIE DANS LA LANGUE

Au reste, depuis quand parle-t-on d'insomnie ? On s'est posé la question du sens du mot, mais on ne s'est pas demandé depuis quand on l'utilise. La réponse du *Dictionnaire historique de la langue française* mérite réflexion.

« *Insomnie* reprend (1611) le sens latin de "privation involontaire de sommeil" et se dit plus couramment du moment pendant lequel une personne ne peut pas dormir. »

Le mot « insomniaque », lui, apparaît en 1883, « dérivé d'insomnie sur le modèle de *cardiaque, maniaque*, etc. Le mot s'emploie aussi comme adjectif (1934, Bourget)[5] ».

Le sens du mot est très large et « privation » implique une intervention extérieure. Quant aux raisons pour lesquelles une personne « ne peut pas dormir », elles sont multiples. Le fait qu'« insomniaque » ne fasse son entrée qu'à la fin du XIXe siècle et ne se généralise qu'au XXe, par analogie avec d'autres pathologies, confirme l'impression que l'insomnie est une plainte relativement récente.

Le XIXe siècle a vu le spleen se répandre un peu partout en Europe. Mais ce mal-être dont les poètes se faisaient l'écho ne remplissait pas les cabinets des médecins. Aujourd'hui, l'insomnie touche, répétons-le, environ le quart de la population adulte. Si elle engendre des dépenses de santé considérables, elle est aussi très coûteuse sur le plan psychologique et personnel. Serait-elle le fruit de notre société moderne ?

Le sommeil et les textes fondateurs

Fragilisé, menacé, le sommeil de l'homme moderne a-t-il tant changé par rapport à celui de nos ancêtres ? Comment dormait-on aux origines de notre civilisation ? Que dit-on du sommeil dans les mythes et les textes fondateurs de notre culture ?

Les mythes grecs

On parle souvent des bras de Morphée, qui sont censés s'ouvrir pour recevoir le dormeur. Bien peu, parmi ceux qui emploient l'expression, savent qui était ce personnage dans la mythologie grecque. Il faut remonter au tout début des temps pour retrouver la généalogie des divinités primordiales.

Morphée est le dieu des Songes, qui endort les humains et leur donne accès aux rêves. Il est fils du dieu du Sommeil, Hypnos, frère jumeau de Thanatos, la mort ; tous deux sont issus de Nyx, la Nuit, et d'Érèbe, le Chaos. Pour les Grecs, il y avait donc un rapport de proximité immédiate entre le sommeil et la mort, qui a imprégné notre culture jusqu'à l'époque moderne. Mourir, c'est dormir de son dernier sommeil, et la mort est souvent désignée comme le sommeil éternel. Une assimilation qui a la vie dure et qui s'insinue dans certaines idées reçues sur le sommeil. L'une des craintes de certains insomniaques et déprimés, c'est de ne pas se réveiller s'ils s'endorment, de donner prise à la mort ; et dans l'idée que le sommeil est du temps perdu, un temps « mort », on retrouve la même idée sous une forme un peu pervertie. Hypnos, qui procurait aux hommes le repos, est traditionnellement représenté avec des fleurs de pavot à la main. Il a pour domaine une caverne obscure et brumeuse, proche des Enfers, traversée par le Léthé, dont les eaux apportent l'oubli aux âmes des morts. Morphée est le fruit d'un inceste d'Hypnos avec sa mère Nyx. Le dieu des Songes, en général représenté avec de grandes ailes, avait le pouvoir de prendre n'importe quelle forme. L'étymologie même de son nom, *morphè*, le modeleur ou le créateur, indique à la fois qu'il est protéiforme et qu'il provoque toutes sortes de rêves.

L'une des légendes les plus connues à son propos touche justement le pouvoir d'information du rêve. C'est celle de deux amants, Céyx et Alcyoné (l'une des Pléiades, fille d'Atlas), qui ont dû se séparer. Céyx périt noyé dans un naufrage. Alcyoné, qui l'attend, implore chaque jour Héra de faire revenir son bien-aimé. Prise de pitié, Héra charge sa messagère Iris d'aller demander à Hypnos qu'il envoie un rêve à Alcyoné pour lui révéler la vérité sur le sort de son amant. Il dépêche Morphée, qui se présente à la jeune femme sous les traits de Céyx noyé. Alors Alcyoné pousse un cri qui la réveille et se rend sur un rocher au bord du rivage où elle voit bientôt le corps de Céyx dériver vers elle. Elle se jette dans les flots pour se noyer elle aussi, mais les dieux bienveillants la transforment en oiseau, ainsi que Céyx, qui la rejoint.

Les Grecs distinguaient les rêves qui racontent la vérité et les rêves mensongers. Mais révélateur ou trompeur, le rêve a toujours la fonction d'un message des dieux aux hommes C'est encore Morphée qui apparaît en rêve à Agamemnon, sous la forme de son fidèle conseiller Nestor, pour pousser le roi à attaquer les Troyens, selon le vœu de Zeus.

Il n'est pas indifférent que, dans la mythologie, le sommeil soit le père du songe. De là au sommeil gardien du songe, il n'y a pas si loin... Et, chez les Grecs, le dieu des Songes jouit d'un pouvoir redoutable, puisqu'il permet aux humains un accès au savoir des dieux. Morphée finira d'ailleurs par provoquer la colère de Zeus qui le foudroiera pour avoir révélé des secrets aux mortels.

La Bible

Sommeil assimilé au repos et au songe, rêve associé à la connaissance divine, voici deux thèmes qui imprègnent toute notre culture occidentale et que l'on trouve aussi dans la tradition biblique. Le sommeil régénère l'homme pendant les ténèbres. En créant la lumière et les ténèbres, Dieu a soumis l'homme à l'alternance du jour et de la nuit, de la veille et du sommeil. Source de vie, le sommeil est aussi une préfiguration de la mort.

La Bible distingue le sommeil paisible qui apporte

un repos bien mérité après le labeur, et le sommeil troublé du riche. Celui qui n'a rien jouit du bien-être du sommeil, alors que l'éveil inquiet est le revers de l'opulence. « Le sommeil du travailleur est doux, qu'il ait mangé peu ou beaucoup ; mais la satiété du riche ne le laisse pas dormir[6] », dit Qohélet, « l'Ecclésiaste ». « La vigilance du riche épuise sa chair ; le souci de la subsistance trouble le sommeil », déclare Ben Sira, « l'Ecclésiastique[7] ».

Le ressassement de pensées inquiètes est le fruit d'une conscience troublée, qui s'oppose à la tranquillité de celui qui gagne son pain à la sueur de son front. La préservation de l'« avoir » est liée aux tourments de l'esprit qui prolongent la veille. On retrouve ici dans le langage biblique cet hyperéveil anxieux dont il a été question plus haut. Mais l'éventuel mauvais sommeil du pauvre est passé sous silence.

La Bible fait aussi la distinction entre le bon sommeil réparateur et le sommeil où se réfugie celui qui veut fuir la réalité. Une fuite motivée par le découragement, comme celle du prophète Élie, qui veut mourir plutôt que d'affronter l'épreuve que lui envoie Dieu ; ou par la conscience d'une faute, comme c'est le cas pour Jonas, qui s'embarque afin de fuir les ordres de Yahvé. Le sommeil qui suit l'ivresse, ou l'assouvissement des désirs charnels est aussi un état dangereux, car alors l'homme n'est plus maître de lui : c'est le sommeil de l'inconscience, qui ouvre la porte à toutes les folies. Celle de Lot, qui couche avec ses filles[8], de Samson, qui perd sa force dans les bras de Dalila, achetée par les Philistins[9].

En revanche, le sommeil paisible du juste est le moment que choisit Dieu pour le « visiter » en songe et lui parler. Si, chez les Grecs, le rêve est le moment où l'homme a accès à la connaissance des dieux, dans la Bible, c'est celui où Dieu se manifeste aux hommes. Les peuples voisins d'Israël, Égyptiens et Mésopotamiens considéraient aussi les songes comme des messages envoyés par les dieux et avaient recours à des prêtres pour les interpréter, mais dans la tradition biblique le rêve parle de lui-même. L'un des songes les plus fameux de l'Ancien Testament, celui de Jacob, a inspiré de multiples exégèses et d'innombrables représentations, picturales notamment : « Voilà qu'une échelle était dressée sur la terre et que son sommet atteignait le ciel, et des anges de Dieu y montaient et descendaient[10] !... » Cette échelle, qui symbolise, entre autres, la communication entre le ciel et la terre et l'aspiration de l'homme à se dépasser pour monter vers Dieu, figure aussi le rêve, dont la fonction est de communiquer avec le monde invisible derrière le monde réel et de lui donner du sens.

Lorsque Abraham, Isaac, Jacob, Salomon reçoivent ces « visites » divines, ils n'ont besoin de personne pour interpréter leur rêve. Ils le comprennent d'emblée. Alors que, lorsque Dieu envoie des songes aux païens, ils doivent se les faire expliquer par des serviteurs de Dieu, qui seuls en détiennent les clés.

Le mal du siècle

Entre la Bible et la pensée moderne, l'écart est moins immense qu'on ne pourrait le croire au premier abord. La première voit dans le rêve le lieu privilégié de la communication entre Dieu et l'homme ; la seconde considère que c'est le lieu privilégié des manifestations de l'inconscient. Du songe de Jacob au rêve de l'homme au loup, de la Genèse à Freud, on retrouve la même idée sous-jacente : l'ensemble de signes qui se déploient au cours de l'activité onirique vient d'un univers inaccessible par ailleurs, qui aurait une influence déterminante sur le nôtre. C'est pendant le sommeil que se produit ce phénomène, lorsque se relâche la maîtrise de l'homme sur lui-même, que se desserre l'étau de sa vigilance.

Nos idées sur le sommeil ne sont donc pas diamétralement opposées à celles que nous ont transmises les traditions gréco-latine et judéo-chrétienne, ni incompatibles avec elles. Mais alors que, pour les anciens, le sommeil troublé était systématiquement lié avec une conscience également troublée, à une faute ou une manifestation perverse des dieux, et représentait une occurrence rare et significative, il a peu à peu perdu ce caractère exceptionnel. C'est en fait au XIXe siècle que l'on a commencé à parler plus souvent de nuits sans sommeil, comme en témoigne l'usage du mot « insomnie » dans les langues occidentales. Rançon du spleen, et de l'anxiété, elle apparaît alors dans la littérature – approximativement – avec le mouvement romantique.

En un siècle, le phénomène s'est banalisé et installé, est devenu source de malaise pour une population de plus en plus importante. L'exception s'est muée en pathologie courante. Et cette pathologie s'est considérablement répandue au cours du XXe siècle sous des formes plus ou moins sévères. L'insomnie serait-elle le mal du siècle ? Un mal engendré par le stress et l'angoisse, une plainte liée au temps, à ces montres toutes-puissantes, à cette mécanisation que Chaplin stigmatise dans *Les Temps modernes* ? À force de serrer des boulons en nous synchronisant sur des machines, avons-nous déréglé nos horloges et perdu le sommeil ? Indubitablement, l'insomnie est liée aux conditions de vie des sociétés industrielles, aux contraintes et aux angoisses du monde moderne, aux tensions nées des incompatibilités entre le biologique et le social. Traqué, matraqué par les impératifs d'emplois du temps de plus en plus lourds, soumis à la dictature des montres, l'organisme met en place des comportements de défense et se rebelle. Bien souvent, c'est le sommeil qui, directement ou indirectement, pâtit de cette révolte. Alors que les heures où nous dormons sont les seules où nous échappons au temps des montres, et qu'elles en sont d'autant plus précieuses.

Peu à peu, les rythmes de la vie sociale se dissocient des rythmes naturels. La nuit surtout est grignotée. La veillée de nos arrière-grands-parents, après le dîner, a été remplacée dans les foyers par la télévision. Mais les programmes, de plus en plus tardifs depuis les ajouts de la publicité, décalent sournoisement l'heure du coucher. Toutes sortes d'activités nous sollicitent le soir : salles de spectacle, certes, mais aussi salles de sport et magasins, qui de plus en plus, sont ouverts tard. La veille ne coïncide plus seulement avec le jour, et la nuit « se branche » elle aussi, avec les « nuits blanches », la nuit de la musique et autres.

Peu à peu se consomme la rupture avec les rythmes immémoriaux où le jour était associé à la veille et la nuit au sommeil, comme en témoignent les cultes primitifs du soleil et de la lune, où chaque astre avait son domaine bien différencié, que ce soit chez les Aztèques, les Égyptiens, les Chinois ou les Grecs. La lumière a toujours été vénérée comme principe de vie et d'éveil, dans tous les sens du terme. On retrouve cette donnée fondamentale par le biais des thérapeutiques modernes, qui prouvent par rebond à quel point nous avons perdu le contact avec les données qui sont à l'origine même de notre organisation d'être vivant. Les grands mythes qui fondent notre culture nous le rappellent.

Annexes

Dans les annexes qui suivent, on trouvera différents tests, des autoquestionnaires à remplir par le lecteur concerné :

– L'échelle de Beck qui aide à évaluer une éventuelle dépression[1].
– Une échelle de typologie circadienne (matinalité-vespéralité) qui permet de savoir si on est du soir ou du matin[2].
– L'échelle HAD qui mesure l'anxiété et la dépression[3].
– Un agenda de vigilance et de sommeil.
– Le questionnaire proposé aux patients dans les consultations de sommeil pour évaluer les troubles du sommeil et de la vigilance.
– L'échelle de somnolence d'Epworth qui permet d'évaluer l'intensité des somnolences[4].

Notre objectif n'est pas ici d'en donner les interprétations mais d'indiquer que, outre l'examen clinique, il existe ces différents outils de diagnostic. Le lecteur pourra utilement les remplir et les présenter au médecin lorsqu'il ira consulter.

Évaluation d'une éventuelle dépression

QUESTIONNAIRE ABRÉGÉ DE BECK

Traduction française : P. Pichot

Instructions :

Ce questionnaire comporte plusieurs séries de quatre propositions. Pour chaque série, lisez les quatre propositions, puis choisissez celle qui décrit le mieux votre état actuel.

Entourez le numéro qui correspond à la proposition choisie. Si dans une série, plusieurs propositions vous paraissent convenir, entourez les numéros correspondants.

Ce que vous ressentez en ce moment :

A.	Je ne me sens pas triste.	☐	0
	Je me sens cafardeux ou triste.	☐	1
	Je me sens tout le temps cafardeux ou triste et je n'arrive pas à en sortir.	☐	2
	Je suis si triste et si malheureux que je ne peux pas le supporter.	☐	3

B.	Je ne suis pas particulièrement découragé ni pessimiste au sujet de l'avenir.	☐	0
	J'ai un sentiment de découragement au sujet de l'avenir.	☐	1
	Pour mon avenir, je n'ai aucun motif d'espérer.	☐	2
	Je sens qu'il n'y a aucun espoir pour mon avenir et que la situation ne peut s'améliorer.	☐	3
C.	Je n'ai aucun sentiment d'échec de ma vie.	☐	0
	J'ai l'impression que j'ai échoué dans ma vie plus que la plupart des gens.	☐	1
	Quand je regarde ma vie passée, tout ce que j'y découvre n'est qu'échecs.	☐	2
	J'ai un sentiment d'échec complet dans toute ma vie personnelle (dans les relations avec mes parents, mon mari, ma femme, les enfants).	☐	3
D.	Je ne me sens pas particulièrement insatisfait.	☐	0
	Je ne sais pas profiter agréablement des circonstances.	☐	1
	Je ne tire plus aucune satisfaction de quoi que ce soit.	☐	2
	Je suis mécontent de tout.	☐	3
E.	Je ne me sens pas coupable.	☐	0
	Je me sens mauvais ou indigne une bonne partie du temps.	☐	1
	Je me sens coupable.	☐	2
	Je me juge mauvais et j'ai l'impression que je ne vaux rien.	☐	3
F.	Je ne suis pas déçu par moi-même.	☐	0
	Je suis déçu par moi-même.		1
	Je me dégoûte moi-même.	☐	2
	Je me hais.	☐	3
G.	Je ne pense pas à me faire du mal.	☐	0
	Je pense que la mort me libérerait.	☐	1
	J'ai des plans précis pour me suicider.	☐	2
	Si je le pouvais, je me tuerais.	☐	3

H.	Je n'ai pas perdu l'intérêt pour les autres gens.	☐ 0
	Maintenant je m'intéresse moins aux autres gens qu'autrefois.	☐ 1
	J'ai perdu tout l'intérêt que je portais aux autres gens et j'ai peu de sentiments pour eux.	☐ 2
	J'ai perdu tout intérêt pour les autres et ils m'indiffèrent totalement.	☐ 3
I.	Je suis capable de me décider aussi facilement que de coutume.	☐ 0
	J'essaie de ne pas avoir à prendre des décisions.	☐ 1
	J'ai de grandes difficultés à prendre des décisions.	☐ 2
	Je ne suis plus capable de prendre la moindre décision.	☐ 3
J.	Je n'ai pas le sentiment d'être plus laid qu'avant.	☐ 0
	J'ai peur de paraître vieux ou disgracieux.	☐ 1
	J'ai l'impression qu'il y a un changement permanent dans mon apparence physique, qui me fait paraître disgracieux.	☐ 2
	J'ai l'impression d'être laid et repoussant.	☐ 3
K.	Je travaille aussi facilement qu'auparavant.	☐ 0
	Il me faut faire un effort supplémentaire pour commencer à faire quelque chose.	☐ 1
	Il faut que je fasse un très grand effort pour faire quoi que ce soit.	☐ 2
	Je suis incapable de faire le moindre travail.	☐ 3
L.	Je ne suis pas plus fatigué que d'habitude.	☐ 0
	Je suis fatigué plus facilement que d'habitude.	☐ 1
	Faire quoi que ce soit me fatigue.	☐ 2
	Je suis incapable de faire le moindre travail.	☐ 3
M.	Mon appétit est toujours aussi bon.	☐ 0
	Mon appétit n'est pas aussi bon que d'habitude.	☐ 1
	Mon appétit est beaucoup moins bon maintenant.	☐ 2
	Je n'ai plus du tout d'appétit.	☐ 3

Évaluation du type circadien

Matinalité-vespéralité

Mode d'emploi :

Les questions sont indépendantes mais doivent néanmoins être prises dans l'ordre. Une seule réponse est attendue. Sur les échelles, vous cochez la position correspondant à votre choix.

Point :

Pour les questions 3, 4, 5, 6, 7, 8, 9, 11, 12, 13, 14, 15, 16 et 19, le nombre de points est inscrit après chaque réponse. Pour les questions 1, 2, 10 et 18, le nombre de points correspondant aux réponses est indiqué sous l'échelle. Pour la question 17, le nombre de points à prendre en compte est celui inscrit sous la case la plus à droite de celles que vous cochez.

1. *Si vous pouviez disposer librement de votre temps, à quelle heure vous lèveriez-vous, ayant pour unique préoccupation d'être au mieux de votre forme ?*

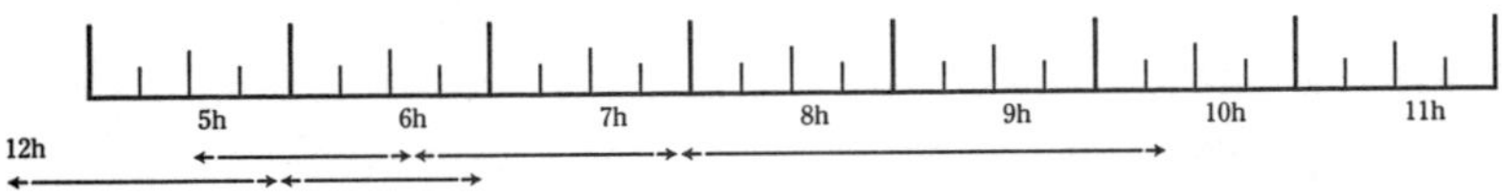

2. *Si vous pouviez disposer librement de votre temps, à quelle heure iriez-vous vous coucher, ayant pour unique considération de vous sentir le mieux possible ?*

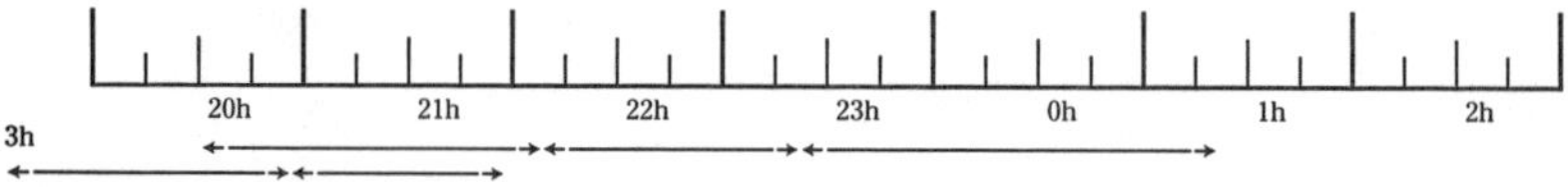

3. *Si le matin vous devez vous lever à une heure précise, êtes-vous ou non dépendant de votre réveil le matin ?*

Pas du tout dépendant	☐	4
Un peu dépendant	☐	3
Assez dépendant	☐	2
Très dépendant	☐	1

4. *En supposant que vous dormez dans de bonnes conditions, vous lever tôt le matin est :*

Très pénible	☐	4
Pénible	☐	3
Assez facile	☐	2
Facile	☐	1

5. *Comment vous sentez-vous pendant la demi-heure qui suit votre réveil le matin ?*

Encore endormi	☐	4
Légèrement éveillé	☐	3
Assez éveillé	☐	2
Très éveillé	☐	1

6. *Durant la première demi-heure qui suit votre réveil le matin, votre appétit est :*

Inexistant	☐	4
Faible	☐	3
Assez grand	☐	2
Très grand	☐	1

7. *Durant la première demi-heure qui suit votre réveil le matin, vous vous sentez :*

Très fatigué	☐	4
Assez fatigué	☐	3
Assez reposé	☐	2
Très reposé	☐	1

8. *Quand vous n'avez rien de spécial à faire le lendemain, par rapport à votre heure habituelle de coucher, vous vous couchez :*

Jamais plus tard ☐ 4
Moins d'1 heure plus tard ☐ 3
Entre 1 et 2 heures plus tard ☐ 2
Plus de 2 heures plus tard ☐ 1

9. *Vous avez décidé de faire du sport. Un ami vous suggère de vous y mettre une heure, deux fois par semaine, le matin entre 7 et 8 heures n'ayant pour seule préoccupation que celle de vous sentir bien, vous pensez que pendant vos exercices vous serez :*

En bonne forme ☐ 4
Relativement en forme ☐ 3
En relative mauvaise forme ☐ 2
En très mauvaise forme ☐ 1

10. *Le soir, à quelle heure vous sentez-vous fatigué au point de vouloir aller dormir ?*

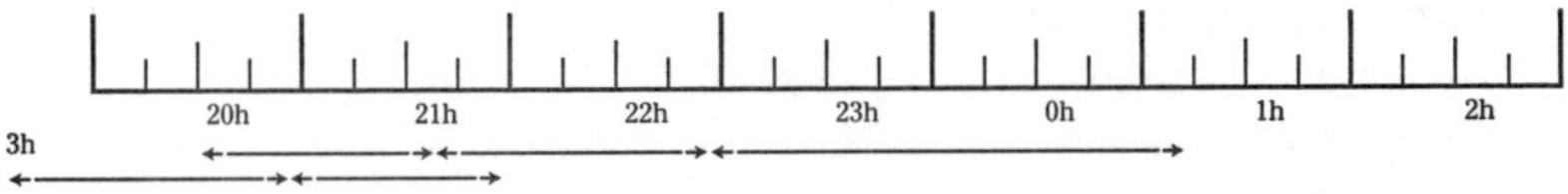

11. *Vous souhaitez être au mieux de votre forme pour affronter une épreuve intellectuellement éprouvante de deux heures. Vous êtes complètement libre d'organiser votre journée. Quelles heures choisiriez-vous pour passer votre épreuve avec le maximum de succès ?*

8 h – 10 h ☐ 4
11 h – 13 h ☐ 3
15 h – 17 h ☐ 2
19 h – 21 h ☐ 1

12. *Si vous vous couchez à 23 heures, serez-vous fatigué le lendemain ?*

Pas du tout fatigué ☐ 4
Un peu fatigué ☐ 3
Assez fatigué ☐ 2
Très fatigué ☐ 1

13. *Pour une quelconque raison, vous vous couchez quelques heures plus tard que d'habitude, mais rien ne vous oblige à vous lever tôt le lendemain. Que vous arrivera-t-il ?*

Vous vous réveillez à l'heure habituelle sans vous rendormir	☐	4
Vous vous réveillez à l'heure habituelle puis vous vous rendormez	☐	3
Vous vous réveillez un peu plus tard que d'habitude mais vous vous rendormez	☐	2
Vous vous réveillez plus tard que d'habitude	☐	1

14. *Vous devez effectuer une garde de nuit entre 4 heures et 6 heures du matin. Vous disposez de votre temps le lendemain. Que faites-vous ?*

Vous ne vous couchez qu'après la fin de votre garde	☐	4
Vous faites une sieste avant et vous vous couchez après	☐	3
Vous dormez le plus possible avant et faites une sieste après	☐	2
Vous dormez avant votre garde et vous ne vous recouchez pas après	☐	1

15. *Vous devez accomplir un travail physique éprouvant de deux heures. Vous disposez entièrement de votre temps. En considérant uniquement le fait de vous sentir le mieux possible, quelles heures choisiriez-vous pour effectuer votre travail ?*

8 h – 10 h	☐	4
11 h – 13 h	☐	3
15 h – 17 h	☐	2
19 h – 21 h	☐	1

16. *Vous avez décidé de pratiquer un sport physiquement éprouvant. Un ami vous conseille de vous entraîner deux fois par semaine pendant une heure. N'ayant pour seule préoccupation que celle de vous sentir bien, vous pensez que pendant vos exercices vous vous sentirez :*

En bonne forme	☐	4
Relativement en forme	☐	3
En relativement mauvaise forme	☐	2
En très mauvaise forme	☐	1

17. *Vous êtes libre de choisir vos horaires de travail. En supposant que vous devez travailler cinq heures (pauses comprises), que votre travail est intéressant et rémunéré aux résultats, quelles heures consécutives choisiriez-vous ?*

12	1	2	3	4	5	6	7	8	9	10	11	12	1	2	3	4	5	6	7	8	9	10	11	12

Midi — Minuit

←— 1 —→←— 5 —→4←— 3 —→←— 2 —→←— 1 —→

18. *À quelle heure de la journée vous sentez-vous au mieux de votre forme ?*

12	1	2	3	4	5	6	7	8	9	10	11	12	1	2	3	4	5	6	7	8	9	10	11	12

Midi — Minuit

←— 1 —→←— 5 —→4←—→—— 3 ——→←— 2 —→←— 1 —→

19. *On parle couramment de gens matinaux et de gens du soir.*
Vous vous considérez comme :

Entièrement matinal	☐	4
Plus matinal que du soir	☐	3
Plus du soir que matinal	☐	2
Véritablement du soir	☐	1

Évaluation de l'anxiété et de la dépression

ÉCHELLE HAD

de Zigmond A.S. et Snaith R.P.
Traduction française : J.-P. Lépine

Les médecins savent que les émotions jouent un rôle important dans la plupart des maladies. Si votre médecin est au courant des émotions que vous éprouvez, il pourra mieux vous aider.

Ce questionnaire a été conçu de façon à permettre à votre médecin de se familiariser avec ce que vous éprouvez vous-même sur le plan émotif. Ne faites pas attention aux chiffres et aux lettres imprimés à gauche du questionnaire. Lisez chaque série de questions et soulignez la réponse qui exprime le mieux ce que vous avez éprouvé au cours de la semaine qui vient de s'écouler.

Ne vous attardez pas sur les réponses à faire : votre réaction à chaque question fournira probablement une meilleure indication de ce que vous éprouvez qu'une réflexion longuement méditée.

	A	*Je me sens tendu ou énervé :*
	3	La plupart du temps
	2	Souvent
	1	De temps en temps
	0	Jamais
D		*Je prends plaisir aux mêmes choses qu'autrefois :*
0		Oui, tout autant
1		Pas autant
2		Un peu seulement
3		Presque plus
	A	*J'ai une sensation de peur comme si quelque chose d'horrible allait m'arriver :*
	3	Oui, très nettement
	2	Oui, mais ce n'est pas trop grave
	1	Un peu, mais cela ne m'inquiète pas
	0	Pas du tout
D		*Je ris facilement et vois le bon côté des choses :*
0		Autant que par le passé
1		Plus autant qu'avant
2		Vraiment moins qu'avant
3		Plus du tout
	A	*Je me fais du souci :*
	3	Très souvent
	2	Assez souvent
	1	Occasionnellement
	0	Très occasionnellement
D		*Je suis de bonne humeur :*
0		Jamais
1		Rarement
2		Assez souvent
3		La plupart du temps
	A	*Je peux rester tranquillement assis à ne rien faire et me sentir décontracté :*
	3	Oui, quoi qu'il arrive
	2	Oui, en général
	1	Rarement
	0	Jamais

D		*J'ai l'impression de fonctionner au ralenti :*
0		Presque toujours
1		Très souvent
2		Parfois
3		Jamais
	A	*J'éprouve des sensations de peur et j'ai l'estomac noué :*
	3	Jamais
	2	Parfois
	1	Assez souvent
	0	Très souvent
D		*Je ne m'intéresse plus à mon apparence :*
0		Plus du tout
1		Je n'y accorde pas autant d'attention que je le devrais
2		Il se peut que je n'y fasse plus autant attention
3		J'y prête autant d'attention que par le passé
	A	*J'ai la bougeotte et n'arrive pas à tenir en place :*
	3	Oui, c'est tout à fait le cas
	2	Un peu
	1	Pas tellement
	0	Pas du tout
D		*Je me réjouis d'avance à l'idée de faire certaines choses :*
0		Autant qu'avant
1		Un peu moins qu'avant
2		Bien moins qu'avant
3		Presque jamais
	A	*J'éprouve des sensations soudaines de panique :*
	3	Vraiment très souvent
	2	Assez souvent
	1	Pas très souvent
	0	Jamais
D		*Je peux prendre plaisir à un bon livre ou à une bonne émission de radio ou télévision :*
0		Souvent
1		Parfois
2		Rarement
3		Très rarement

Agenda de vigilance et de sommeil

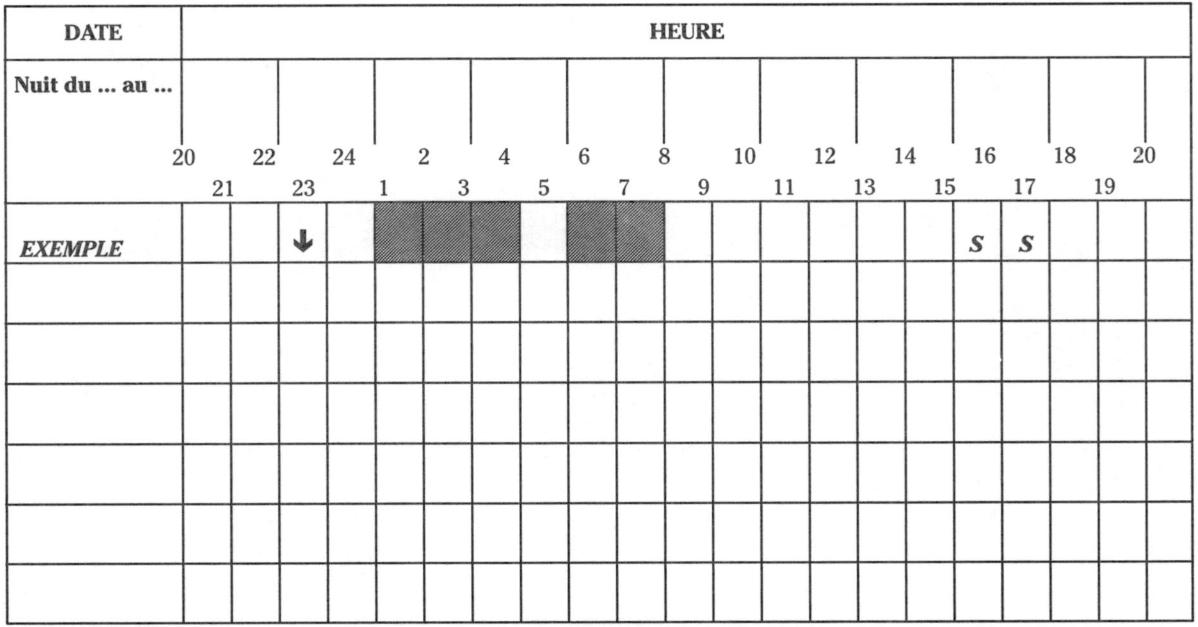

- ↓ Heure d'extinction des lumières
- Sommeil ou sieste
- ↑ Heure du lever
- Long réveil
- Demi-sommeil
- *s* Long sommeil

Questionnaire sur les troubles du sommeil et de la vigilance

NOM : ______________________________

PRÉNOM : ______________________________

SEXE : ______________________________

ADRESSE : ______________________________

TÉL. : ______________________________

PROFESSION : ______________________________

DATE DE NAISSANCE : ______________________________

POIDS : ______________________________

TAILLE : ______________________________

MÉDECIN TRAITANT (NOM ET ADRESSE) :

____

____

1. Quel est le motif de votre consultation ?

____

____

2. De quel type de trouble du sommeil vous plaignez-vous ?
Veuillez cocher :

☐ Difficultés à vous endormir
☐ Réveils nocturnes fréquents
☐ Réveil trop précoce
☐ Sommeil de mauvaise qualité
☐ Somnolence dans la journée

3. En cas de trouble du sommeil :
Vos problèmes sont-ils :

☐ Réguliers
☐ Par périodes
☐ Précisez :

____

Quand vos problèmes ont-ils commencé ?
Depuis __________ mois/années

Aviez-vous déjà des troubles du sommeil dans l'enfance ou pendant l'adolescence ?
Si OUI, quels types de troubles ?

☐ Cauchemars
☐ Insomnie
☐ Somnambulisme
☐ Hypersomnie
☐ Autre ______________________________

4. Durant les trois mois qui viennent de s'écouler :

Avez-vous eu des difficultés pour vous endormir ? OUI ☐ / NON ☐

À quelle heure vous êtes-vous couché habituellement le soir ?
La semaine ______________________________
Le week-end ______________________________

Combien de temps vous a-t-il fallu en moyenne pour vous endormir ?
La semaine ______________________________
Le week-end ______________________________

À quelle heure vous êtes-vous levé en moyenne le matin ?
La semaine ______________________________
Le week-end ______________________________

Combien d'heures en moyenne dormez-vous la nuit ?

____

De combien d'heures de sommeil pensez-vous avoir besoin pour être en forme ?

____

Quand vous allez vous coucher, avez-vous peur de ne pas dormir ?
OUI □ / NON □

Que faites-vous quand vous vous réveillez la nuit ?

____

____

Êtes-vous très sensible au bruit ?
OUI □ / NON □

5. Durant votre sommeil ces trois derniers mois, avez-vous remarqué (ou votre entourage) les problèmes suivants : si OUI, veuillez préciser la fréquence :

Ronflez-vous habituellement en dormant ?
OUI □ / NON □
Fréquence : ____________________________

Avez-vous parfois la sensation d'étouffer en dormant ?
OUI □ / NON □
Fréquence : ____________________________

Votre entourage a-t-il noté des arrêts respiratoires pendant votre sommeil ?
OUI □ / NON □
Fréquence : ____________________________

Transpirez-vous beaucoup en dormant ?
OUI □ / NON □
Fréquence : ____________________________

Bougez-vous beaucoup en dormant ?
OUI □ / NON □
Fréquence : ____________________________

Avez-vous des sensations d'impatience, crampes ou fourmillements dans les jambes qui vous gênent pour vous endormir et vous rendormir ?
OUI □ / NON □
Fréquence : ____________________________

Votre partenaire vous reproche-t-il de lui donner des « coups de pied » la nuit ?
OUI □ / NON □
Fréquence : ____________________________

Parlez-vous la nuit ?

OUI ☐ / NON ☐

Fréquence : ______________________________

Êtes-vous sujet à des accès de somnambulisme ?

OUI ☐ / NON ☐

Fréquence : ______________________________

Avez-vous des problèmes de perte d'urine au lit au cours du sommeil ?

OUI ☐ / NON ☐

Fréquence : ______________________________

Vous arrive-t-il de ne plus pouvoir bouger ou parler quand vous sortez du sommeil ou quand vous vous endormez comme si vous étiez paralysé ?

OUI ☐ / NON ☐

Fréquence : ______________________________

Faites-vous régulièrement des cauchemars ?

OUI ☐ / NON ☐

Fréquence : ______________________________

Avez-vous parfois l'impression de voir, d'entendre ou de sentir des choses qui n'existent pas au moment du coucher ou du réveil, comme dans un rêve éveillé ?

OUI ☐ / NON ☐

Fréquence : ______________________________

6. Au réveil :

Habituellement, votre réveil est-il spontané ?

OUI ☐ / NON ☐

Comment vous sentez-vous au réveil ?

☐ En forme
☐ Fatigué
☐ Endormi
☐ Mal à la tête
☐ Autre, précisez :

____

Avez-vous des brûlures gastriques au réveil ?

OUI ☐ / NON ☐

7. Pendant la journée :

Avez-vous des moments de fatigue ou de baisse de forme ?
OUI ☐ / NON ☐

Avez-vous des moments de somnolence ?
OUI ☐ / NON ☐
Si OUI : Combien de fois par jour ? ____________________

Avez-vous des envies de dormir irrépressibles dans la journée ?
OUI ☐ / NON ☐
Si OUI : Combien de fois par jour ? ____________________

Faites-vous la sieste ?
OUI ☐ / NON ☐
Si OUI : Combien de fois par semaine ? ____________________

En rentrant du travail, avez-vous tendance à vous assoupir dans votre canapé ou devant la télé ?
OUI ☐ / NON ☐

Pratiquez-vous un sport ?
OUI ☐ / NON ☐
Si OUI : lequel (ou lesquels) ? ____________________

Prenez-vous des médicaments pour dormir ?
OUI ☐ / NON ☐
Si OUI : lesquels ? ____________________

8. Antécédents familiaux :

Lien de parenté	Insomnie	Endormissement dans la journée	Dépression	Ronflement	Autre trouble ou maladie
Père					
Mère					
Frère/Sœur					
Frère/Sœur					
Frère/Sœur					
Autre					
Autre					

9. Observations complémentaires

10. Antécédents personnels

Médicaux :

Chirurgicaux :

Traitement suivi autre que pour dormir :

Échelle de somnolence d'Epworth

Instructions :

Vous arrive-t-il de somnoler ou de vous endormir, et non de vous sentir seulement fatigué, dans les situations suivantes ? Cette question s'adresse à votre vie dans les mois derniers. Même si vous ne vous êtes pas trouvé récemment dans l'une des situations suivantes, essayez de vous représenter comment elles auraient pu vous affecter.

Choisissez dans l'échelle suivante le nombre le plus approprié à chaque situation.

0 = ne somnolerait jamais
1 = faible chance de s'endormir
2 = chance moyenne de s'endormir
3 = forte chance de s'endormir

Situation

En lisant	
En regardant la télévision	
En étant assis dans un lieu public (réunion, cinéma)	
En étant passager dans une voiture pendant plus d'une heure sans interruption	
En étant allongé pour vous reposer dans la journée	
En étant assis et en parlant à quelqu'un	
En restant calmement assis après un repas sans alcool	
Dans votre voiture arrêtée dans le trafic ou à un feu rouge	
Score total	

Notes

1. Le sommeil normal

1. Ambroise Paré, « Du dormir et veiller » [1633], Les *Œuvres* d'Ambroise Paré, Premier Livre, chapitre XIX.

2. Les définitions citées ici sont prises dans le *Petit Larousse* grand format, édition 1997. Celles du *Robert* sont très proches.

3. Marcel Proust, *Du côté de chez Swann*, I, Gallimard, Folio, 1975.

4. Michel Jouvet, « Le sommeil et le rêve », *La Recherche,* hors série n° 3, avril 2000.

5. Lucile Garma, « Approches critiques de la clinique du rêve et du sommeil », *Confrontations psychiques*, n° 38, 1997, p. 116.

6. Daniel Widlöcher, *Métapsychologie du sens*, PUF, 1986, p. 35.

7. William Shakespeare, *La Tempête*, acte III, scène 1.

2. Les rythmes

1. L'homme, comme les mammifères, est homéotherme, c'est-à-dire que, malgré ces variations, sa température centrale est constante, par opposition à certains animaux, comme les serpents ou les poissons, dont la température varie avec celle du milieu (poikilothermes).

2. *Growth Hormone Releasing Hormone* : hormone activatrice de l'hormone de croissance.

3. Dihydro-épi-androsténédione.

4. Philippe Delerm, *La Sieste assassinée*, Gallimard, 2001.

5. Le lecteur désireux de découvrir, s'il ne le sait déjà, s'il est

du soir ou du matin trouvera en annexe un questionnaire de matinalité-vespéralité, p. 207.

6. Edward S. Curtis, *Les Indiens d'Amérique du Nord*, Taschen, 2001.

7. D.H. Lawrence, *Matinées mexicaines,* 1927.

4. Le sommeil de l'extrême

1. Dalaï-lama, *Le Pouvoir de l'esprit, Entretiens avec des scientifiques*, Fayard, 2000, p. 138.

5. Les insomnies primaires

1. M.A. Quera-Salva, A. Orluc, F. Goldenberg, C. Guilleminault, « Insomnia and use of hypnotics : study in a French population », *Sleep*, 1991, 14, p. 150-153.

2. *Diagnostic and Statistical Manual of Mental Disorders*, littéralement « manuel diagnostique et statistique des troubles mentaux », outil de classification, élaboré par l'American Psychiatric Association, régulièrement révisé. La dernière version, le DSM IV, date de 1994.

3. *International Classification of Sleep Disorders* (1990), qui recense plus de quatre-vingts troubles.

4. Le lecteur qui se sent concerné par ce problème trouvera en annexe une échelle de somnolence d'Epworth, p. 225.

5. Lucile Garma et François Marchand, « Abord comportemental de l'insomnie », *BVS Europe*, n° 7, avril 1998.

6. Charles Dickens, *The Posthumous Papers of the Pickwick Club*, 1836-1837, chapitre XI.

6. Insomnie et troubles psychiatriques

1. Virginie Pignay, Jean-Philippe Boulenger, « Le point sur l'anxiété généralisée », *Neurologies*, octobre 2000.

2. Lucile Garma, et François Marchand, « Abord comportemental de l'insomnie », *op. cit.*

3. Pendant l'hibernation, la température baisse, les graisses sont brûlées, libérant du glucose qui nourrit le cerveau et lui permet de continuer à fonctionner de façon satisfaisante pour assurer les fonctions végétatives et la survie.

4. Virginia Woolf, *Journal*, volume III, 15 septembre 1926.

7. Rêves et anxiété

1. Georges Serratrice, *Hallucinations, regards croisés*, ch. 1.
2. Fédor Dostoïevski, *Crime et châtiment*, volume 1, 2e partie, chapitre 2, Actes Sud, 1996.
3. Shakespeare, *Macbeth*, acte V, scène I.
4. Bram Stoker, *Dracula*, ch. VIII.

8. Le sommeil envahissant

1. *Dictionnaire de l'Académie française*, 1776.
2. Michel Billiard, *Le Sommeil normal et pathologique*, Masson, 1994, p. 244.
3. *The Posthumus Papers of the Pickwick Club, op. cit.*, ch. IV.
4. *Ibid.*, ch. LIV.
5. Questionnaire sur les troubles du sommeil et de la vigilance, cité en annexes, p. 217.
6. Voir ci-dessous description, p. 162 *et sq.*

9. Se soigner : diagnostic et stratégies thérapeutiques

1. Voir en annexes, p. 216.
2. Teinture alcoolique d'opium.
3. Les plus utilisées sont les suivantes : Bromazépam, Clorazépam, Diazepam (Valium), Alprazolam, Clonazépam et Lorazépam.
4. Cas cité dans Peter Hanri (éd.), *Case Studies in Insomnia*, Peter J. Plencem Medical Book Company, 1991, p. 74.
5. J.-H. Schultz, *Le Training autogène*, PUF, 1958.
6. Le lecteur trouvera les principaux tests dans les annexes.

Conclusion. De la fécondité de l'insomnie

1. L. F. Céline, *Mort à crédit*, Gallimard, 1936, Folio, p. 346-347.
2. Voir le questionnaire sur les troubles du sommeil et de la vigilance en annexe, rubrique 4, p. 219.
3. Ingmar Bergman, *Laterna magica*, Gallimard, 1987, p. 79.
4. P. 80-81.
5. Le Robert, *Dictionnaire historique de la langue française*, 1992.
6. Qo, V, 11.
7. Si, 31,1. Cette citation est prise dans la traduction de

Chouraqui, proche de l'hébreu. La Bible de Jérusalem, dont sont tirées les autres citations, utilise ici pour « vigilance » le mot « insomnie », trop moderne.

8. Genèse, 19, 30-38.

9. Juges, 16, 13-21.

10. Genèse, 28, 12.

Annexes

1. *In* J. Cottraux, *L'Évaluation standardisée en psychiatrie*, t. 1, sous la dir. J.-D. Guelfi, Éditions médicales Pierre Fabre, Paris, 1996, p. 219-222.

2. *In* J. A. Horne et O. Ostberg, « A self-assessment questionnaire to determine morningness-eveningness in human circadien rhythms », *Int. J. Chronobiol.*, 4, 97-110, 1976.

3. *In* J. Lepine, *L'Évaluation standardisée en psychiatrie*, *op. cit.*, p. 367-372.

4. *In* M. W. Johns, « A new method for measuring daytime sleepiness : the Epworth Sleepiness Scale Sleep », 14, p. 540-545, 1991.

Bibliographie

ADRIEN Joëlle *et al.*, *La Recherche en neurobiologie*, Le Seuil, 1977.

BILLIARD Michel, *Le Sommeil normal et pathologique,* Masson, 1994.

BOULENGER Jean-Philippe, PIGNAY Virginie, « Le point sur l'anxiété généralisée », *Neurologies,* octobre 2000.

DEMENT William C., *Dormir, rêver*, Le Seuil, 1981.

ESPIE Colin A., *The Psychological Treatment of Insomnia*, John Wiley, 1991.

FÉNELON Gilles, CAMBIER Jean, WIDLÖCHER Daniel, *Hallucinations, regards croisés*, Masson, 2002.

GARMA Lucile, « Approches critiques de la clinique du rêve et du sommeil », *Confrontations psychiatriques*, n° 38, 1997.

GARMA Lucile et MARCHAND François, « Abord comportemental de l'insomnie », *BVS Europe n° 7*, avril 1998.

HAURI Peter J. (ed), *Case Studies in Insomnia,* ed. Peter J. Plenum Medical Book Company, New York & London, 1991.

JOUVET Michel, *La Recherche,* « Le sommeil et le rêve », hors série n° 3, avril 2000 ; *Le Sommeil et le Rêve*, Odile Jacob, 1992.

KRAMER M., KINNEY L., « Sleep patterns in trauma victims with disturbed dreaming », *The Psychiatric Journal of the University of Ottawa,* XIII, 1988.

LABERGE Stephen, *Le Rêve lucide,* Paris, Oniros, 1997.

MARCHAND François et GARMA Lucile, « Non-pharmacological approach to the treatment of narcolepsy », *Sleep,* vol. 17, n° 8, supplément, 1994.

MEYER, Philip *et al.*, *État de veille et de sommeil*, Masson, 1990.

MORIN Charles M., *Insomnia, Psychological Assessment and Management,* The Guilford Press, London, 1993.

QUERA-SALVA M.A., ORLUC A., GOLDENBERG F., GUILLEMINAULT C., « Insomnia and use of hypnotics : study in a French population », *Sleep*, 1991, 14, 150-153.

REINBERG, Alain *et al.*, *L'Homme malade du temps,* Pernoud/Stock, 1979.

Sa Sainteté le quatorzième DALAI-LAMA, *Le Pouvoir de l'esprit. Entretiens avec des scientifiques*, Fayard, 2000.

SCHULTZ J.-H., *Le Training autogène*, PUF, 1958.

SHAPIRO *et al.*, « Sleep disorders in anxiety and depression », *Journal of Psychosomatic Research*, vol. 38, 1994.

SIFFRE, Michel, *Expériences hors du temps*, Fayard, 1972.

« Sommeil et psychiatrie », *Confrontations psychiatriques*, n° 38, Laboratoires Rhône-Poulenc Rorer.

WIDLÖCHER, Daniel, *Métapsychologie du sens*, PUF, 1986 ; *Les Nouvelles Cartes de la psychanalyse,* Odile Jacob, 1996.

Table

DANS LA MÊME COLLECTION

Mal de mère, mal d'enfant
Catherine Garnier-Petit

Le diagnostic anténatal
Dr Clarisse Foncacci

L'attente et la perte du bébé à naître
Micheline Garel et Hélène Legrand

Vivre ensemble la maladie d'un proche
Dr Christophe Fauré

Le couple brisé,
de la rupture à la reconstruction de soi
Dr Christophe Fauré

Vivre le deuil au jour le jour
Dr Christophe Fauré

Vivre le grand âge de nos parents
Anne Belot et Joëlle Chabert

La vie en maison de retraite
Claudine Badey-Rodriguez

Une nouvelle vie pour les seniors,
psychologie de la retraite
Philippe Hofman

Quand la mort sépare un jeune couple,
le veuvage précoce
Corine Goldberger

Réussir sans se détruire,
des solutions au stress du travail
Dr Christophe Massin
et Dr Isabelle Sauvegrain

Composition IGS
Impression : Imprimerie Floch, octobre 2006
Éditions Albin Michel
22, rue Huyghens, 75014 Paris
www.albin-michel.fr
ISBN : 2-226-17510-5
N° d'édition : 24668 – N° d'impression : 66726
Dépôt légal : novembre 2006
Imprimé en France.